DE

L'UTILITÉ DE LA DOULEUR

PHYSIQUE ET MORALE.

PARIS. — TYPOGRAPHIE DONDEY-DUPRÉ,

rue Saint-Louis, 46, au Marais.

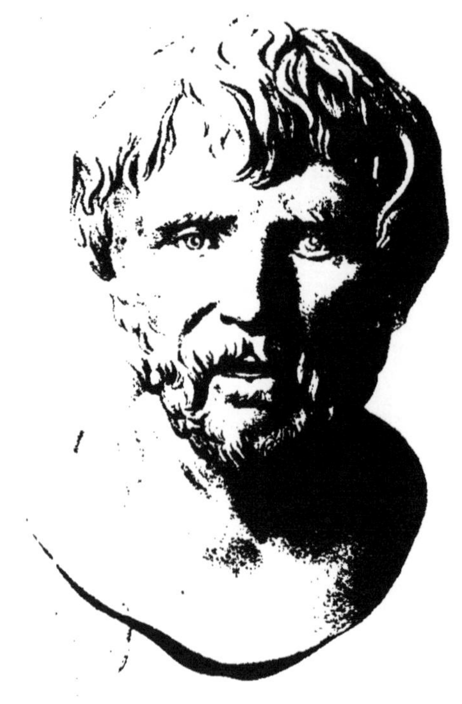

SÉNÈQUE

Lith. Paul Petit et Cie

DE L'UTILITÉ
DE LA DOULEUR
PHYSIQUE ET MORALE,

PAR B. MOJON,

TRADUIT DE L'ITALIEN,

AVEC INTRODUCTION, APPENDICE ET NOTES,

PAR

le baron Michel de Tretaigne,

OFFICIER DE L'ORDRE ROYAL DE LA LÉGION D'HONNEUR, etc.

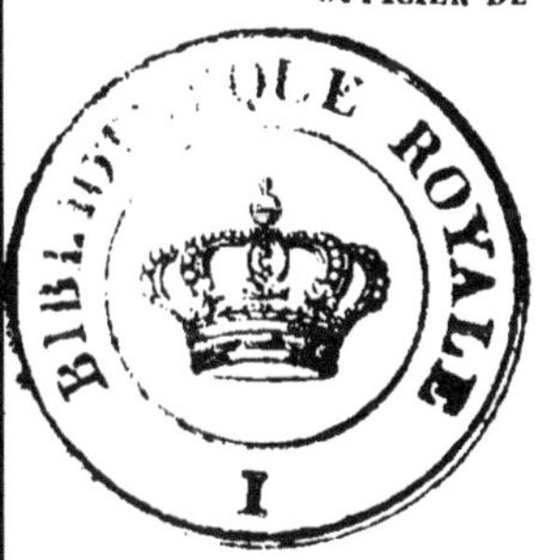

> Le limon dont Prométhée forma l'homme, il ne le pétrit point avec de l'eau, mais avec des larmes.
>
> (STOBÉE, tit. I, Περὶ ἀρετῆς, 87, *ed. Lipsiensis*, 1823.

PARIS.

DENTU, LIBRAIRE, PALAIS-ROYAL, GALERIE D'ORLÉANS,

Fortin-Masson, libraire, place de l'École de Médecine, 1.

1843

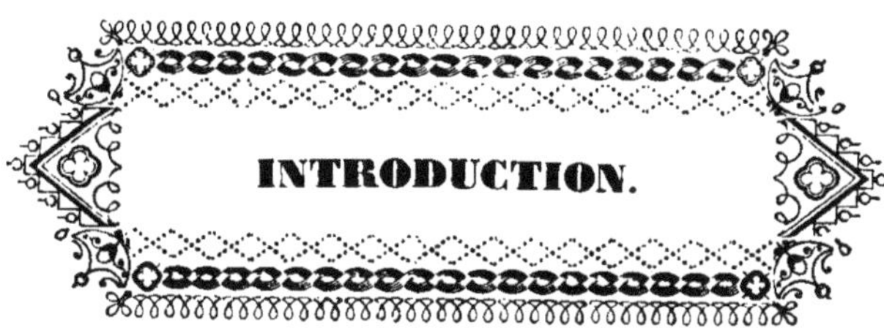

INTRODUCTION.

J'ai donné, en 1827, dans le *Journal universel des Sciences médicales*, une analyse du discours académique de mon ami, le professeur Mojon, sur *l'utilité* de la douleur. Depuis cette époque, des faits nombreux et variés, résultant de ma propre observation, m'ont mis à même de voir combien le physiologiste génois était dans le vrai, lorsqu'il a dit que la douleur est utile et même nécessaire. C'est ce qui m'a décidé à traduire en entier ce discours, auquel j'ai ajouté des commentaires et des notes. Il m'a semblé avantageux de le faire connaître dans un pays tel que le nôtre, où, bien que la civilisation soit plus avancée que partout ailleurs, on manque de cette philosophie religieuse qui amène avec elle un optimisme raisonné et intelligent, à l'aide duquel on n'entrevoit la douleur que comme une épreuve salutaire, ou une préparation au plaisir.

Cette civilisation, dont les peuples

sont si jaloux et vers laquelle ils tendent avec une ardeur inimaginable, que de douleurs n'a-t-elle pas produites pour des jouissances passagères? La vie est courte, la plus longue dure si peu, et nous travaillons sans cesse à l'abréger par la recherche du plaisir. Nous modifions notre tempérament, nous altérons notre organisme, et nous nous créons des diathèses[1] qui deviennent la source de mille maux. Aussi qui n'a pas remarqué que depuis notre régénération sociale et politique, les

[1] On appelle *diathèse* un état général qui favorise le développement d'une classe particulière de maladies.

maladies nerveuses et les affections mentales sont devenues plus fréquentes? La haine, les vengeances, les ambitions de tout genre, ont certainement causé plus de douleurs que de satisfactions. Et à Dieu ne plaise, lorsque je fais cette remarque, que j'obéisse à une tendance rétrograde; non, je cite un fait, sans en tirer d'autre conséquence que celle-ci, savoir : que la somme des douleurs égale celle des plaisirs, et que ces deux sensations opposées se suivent et s'alternent comme l'ombre et la lumière entre elles. Chose étrange et remarquable! la douleur met à suivre le plaisir une telle exactitude, et, si je puis dire, un tel empressement, que, souvent, elle lui dispute la place, se confond avec lui et le trouble. Combien n'y a-t-il pas de plaisirs douloureux ! Le plaisir devient douleur en sa profondeur, dit Montaigne.

La nature nous présente une foule de symboles frappants de cette lutte incessante entre les deux principes de nos sensations. Le ver est dans le fruit mûr ; l'épine est dans la fleur ; l'écueil est caché sous l'azur des flots ; le soleil se lève et s'abaisse parmi des nuages ; sous les contours harmonieux de la plus admirable beauté il y a un squelette ; les plus beaux yeux recèlent une source de larmes.

Chose plus étrange et plus remarquable encore ! non seulement la douleur suit le plaisir, parce que telle est la pente naturelle des choses, mais encore il arrive que l'homme appelle la douleur à augmenter le plaisir, trouvant dans cet âcre et doux mélange je ne sais quoi de vif et de spasmodique, qui le porte à un degré de jouissance exaltée auquel il n'aurait pu atteindre autrement.

Ce n'est pas seulement lorsque l'homme, par l'abus du plaisir, est arrivé à émousser sa sensibilité, qu'il recherche un excitant nouveau dans la douleur; l'époux trouve autant de profonde joie, peut-être, dans les soupirs et les souffrances partagées de sa jeune épouse, que dans les caresses qu'il en reçoit.

Ambroise Paré, notre grand chirurgien, parle, dans un endroit de ses œuvres, d'un malheureux qui, ayant eu la langue coupée, parvenait à se faire entendre au moyen d'une écuelle qu'il se mettait dans la bouche, et il dit dans son naïf langage : *nécessité est maîtresse des arts* : vérité qui, pour être dite simplement, n'est pas moins profonde et riche en conséquences. Nécessité et besoin, au point de vue de Paré, sont synonymes; or, il n'est pas de besoin un peu intense qui ne soit une douleur ; il faudrait donc dire : *Douleur est maîtresse des arts*. Quoi de plus exact? L'histoire du monde est là pour répondre. Prenons la Genèse ; cette cosmogonie vaut bien toutes les autres. Dieu créa l'homme à son image et l'établit dans une tiède contrée de l'Asie. Point de douleurs pour ce premier né de l'humanité; le plaisir sous toutes les formes; il respire un air embaumé; les oiseaux l'enchantent de leurs concerts : les fruits de la terre multiplient pour lui les plus douces saveurs; ses regards, de quelque côté qu'il les tourne, ne tombent que sur des merveilles; l'azur du ciel et celui de la mer se confondent dans une majestueuse sérénité; les forêts, les plantes, tous les animaux de la création, jusque-là familiers, forment le spectacle le plus animé et le plus magnifique qu'il soit donné à l'imagination d'un poëte de rêver; le froid est inconnu, et l'homme se développe au sein d'une atmosphère qui ne lui prend rien de la généreuse chaleur dont le Créateur l'a animé; en un mot, la vue, l'ouïe, l'odorat, le goût, le tact, tous les sens sont des portes largement ouvertes par lesquelles la jouissance pure entre à flots. Mais l'homme s'ennuie, et une compagne lui est donnée. Avec cette compagne, naît la première en date de toutes les douleurs, qui sera la curiosité. Le besoin de connaître implique la *privation pénible* de l'objet dont on désire la connaissance, et constitue, en effet, la première *irritation morale* qu'une créature humaine ait éprouvée. A supposer que la curiosité en elle-même ne fût pas une douleur, on trouverait celle-ci dans la lutte qui dut s'établir entre le besoin de connaître et la crainte de désobéir. Quoi qu'il en soit, la curiosité porte sa peine, et nos premiers parents sont chassés de l'Eden. Désormais, il y aura pour eux autant de douleurs que de plaisirs, autant de fatigues que de jouissances; l'Éternel a prononcé l'arrêt pour eux et leur race; mais aussi, à partir de ce moment, et par cela seul qu'il est livré à lui-même, l'homme se relèvera dans sa force et dans sa dignité. Ce ne sera plus le parasite de l'Eden; ce cerveau improductif pensera; ces membres, jusque-là inactifs, agiront; l'homme vivra de sa propre force et de sa propre industrie. Peut-être alors ne devons-nous pas autant déplorer une faute suivie d'une telle punition, une faute qui a émancipé l'homme et l'a mis à même de développer la puissance et la variété de ses ressources. Nouvelle raison d'admirer cette sublime philosophie des Écritures, qui nous montre le Dieu créateur ennoblissant l'homme par le châtiment même qu'il lui inflige. Je suis bien trompé, si cela seul ne démontre pas, et de la manière la plus évidente, *l'utilité* de la douleur.

Ainsi, les saisons se sont partagé l'empire des airs, et l'homme, pour la première fois, a senti l'impression du froid. Ce n'est plus assez de la ceinture de feuillage, premier vêtement de la pudeur ; le lin et la laine sont tissus, et l'homme se couvre d'étoffes qui lui font une atmosphère de chaleur au milieu de l'atmosphère refroidissante qui l'entoure.

Les animaux, dociles jusqu'alors, méconnaissent la voix de leur ancien maître, roi déchu de la création, et ils passeraient de la désobéissance à l'attaque, si l'homme ne se garantissait contre eux. Il trouve alors dans la crainte, qui est une forme de la douleur, l'idée de se bâtir un sûr abri contre ces animaux, qu'il ne pourra dompter qu'en employant toutes les ressources de son intelligence. Plus tard, il se sentira à l'étroit dans l'humble cabane qui lui dérobe la vue des cieux, et il demandera aux carrières des blocs de marbre pour s'élever des palais.

La terre, d'abord si féconde qu'elle produisait sans travail, ne donnera plus ses fruits que trempée de la sueur des hommes. C'est alors que naît l'agriculture, le plus noble comme le plus ancien et le plus utile des arts. Et qu'y a-t-il au point de départ? Une sensation déchirante, lorsqu'elle se prolonge, un besoin pressant, la faim, c'est-à-dire une douleur.

Voilà comment, ainsi que je le disais,

d'après le bon Paré, *nécessité*, c'est-à-dire *besoin*, c'est-à-dire *douleur*, est *maîtresse des arts*.

Dans les considérations que je viens d'énoncer, j'ai voulu, d'une part, montrer l'universalité de la douleur, et, de l'autre, anticipant sur le discours de M. Mojon, en faire ressortir l'utilité. Que de réflexions ce dernier point suscite! Qui pourrait contester l'utilité de la douleur, quand on pense que c'est en vertu d'une douleur, variable dans ses degrés, que l'homme se nourrit et subsiste?

Parmi les sentiments si nombreux et les passions si variées qui se partagent le cœur humain, j'en vois un surtout qui prouve de la façon la plus évidente l'intime et nécessaire union de la douleur et du plaisir. Qu'est-ce que l'amour et de quoi se compose-t-il? de craintes continuelles. D'abord, on craint de ne pas être aimé ; ensuite, on craint de ne plus l'être. Et toutes ces craintes ajoutent au plaisir de la possession, plaisir qui ne saurait exister sans la possibilité de perdre l'amour de la personne aimée ou cette personne elle-même.

Ce qui prouve encore bien manifestement, et d'une manière attendrissante, l'utilité de la douleur, c'est, comme on le verra tout à l'heure dans le discours qui suit, *l'amour maternel*, duquel on peut dire qu'il grandit dans les larmes. Qu'est-ce donc qui a pu attacher cette jeune femme à l'enfant qui va naître de son sein, si ce n'est le malaise qu'il lui a causé? Plus cet enfant la fera souffrir, plus il prendra sur son sommeil, plus il lui donnera de tourments, plus elle éprouvera pour lui d'appréhensions et de terreurs, plus elle s'attachera à lui; et, s'il meurt avant même qu'il ait pu comprendre les caresses de sa mère, elle en concevra un si profond chagrin que peut-être elle le suivra; car, comme l'a dit un illustre poëte [1], dans une pièce de vers qui a dû faire pleurer toutes les mères :

> ...rien n'est plus puissant que ces petits bras morts
> Pour tirer promptement les mères dans la tombe.

Un autre poëte [2] a dit qu'il fallait à l'homme un malheur, un devoir : en effet, l'homme qui n'a pas réellement souffert n'a pas réellement vécu. Une femme célèbre [3] avait déjà dit : L'homme qui n'a pas souffert que sait-il ? Écoutons maintenant le professeur italien,

[1] Victor Hugo.

[2] Sainte-Beuve.

[3] Mme de Staël.

au discours duquel j'ajouterai quelques observations exceptionnelles, ainsi que de nouveaux faits et des notes qui ne seront pas, j'espère, sans intérêt pour le lecteur.

Nota. Les notes désignées par des chiffres sont de l'auteur du discours; celles indiquées par des lettres alphabétiques sont du traducteur, et se trouvent à la fin de l'ouvrage.

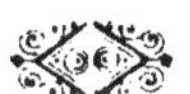

DE L'UTILITÉ
DE LA DOULEUR
PHYSIQUE ET MORALE.

L'homme, habitué à ne s'occuper que des objets qui le touchent de plus près et qui lui plaisent davantage, ne voit souvent qu'un mal dans certains accidents qui pourraient devenir une cause de bonheur. Il ne peut se persuader que la peine qui le tourmente et l'afflige puisse jamais tourner à son profit; aussi regarde-t-il la douleur comme l'ennemi cruel du genre humain, comme le tyran qui poursuit également l'enfance et la vieillesse, la faiblesse et la force, qui ne respecte ni les talents ni les conditions, ne se laisse attendrir ni par le sexe ni par l'âge, qui frappe enfin sa victime au milieu de ses amis, dans le sein même des plaisirs, sans craindre ni l'éclat du jour ni le silence des nuits [1].

Non, la douleur n'est pas aussi barbare que le pensent le commun des hommes ; c'est d'elle que naît le premier sentiment qui nous fait connaître l'existence ; elle est le plus puissant mobile de toutes nos actions ; privilége des êtres sensibles, elle

[1] M. A. Petit, *Discours sur la douleur.*

établit l'harmonie de toutes les fonctions animales et organiques ; elle en est comme un des éléments.

Sans la douleur, la création serait morte, et tout ce qui est créé serait insensible [1]. En considérant la douleur comme une sensation utile et même nécessaire, comme un don bienfaisant et conservateur de la nature vivante, je n'aurai pas recours à un optimisme hypothétique ; mais j'invoquerai l'expérience et j'avancerai un grand nombre de faits puisés dans l'histoire et dans ce qui nous arrive.

[1] Locke, *Essai philosophique sur l'entendement humain.*

La nature des faits que je vais rapporter ne se prête guère aux fleurs de l'éloquence, qu'on ne cultive que dans les champs du plaisir ; heureusement, je n'ai pas besoin de ce prestige, mon seul but est d'exposer la simple et pure vérité.

La douleur avertit toute la nature animée des périls sans cesse renaissants qui s'attachent à son existence ; c'est un gardien vigilant, qui donne avis au cerveau de certains ennemis internes, que les organes des sens ne peuvent apercevoir. En effet, l'estomac a-t-il besoin de nourriture? la douleur de la faim et de la soif se fait bientôt sentir, et nous force à prendre des aliments. Sommes-nous abattus par la fatigue ou par de longues veilles? une douleur de lassitude nous invite au repos et au sommeil. L'air que l'on respire est-il vicié? un resserrement pénible nous fait éprouver à l'instant la nécessité de le renouveler. A quelle cause attribuons-nous l'excitation, si difficile à vaincre, et parfois même douloureuse, qui nous porte à l'acte réparateur de l'espèce, si ce n'est au besoin de maintenir la vie dans la nature entière [1] ?

La jalousie, la plus douloureuse des

[1] « L'homme, dit Pinel, se sent toujours en-
» traîné par la voix de la peine, comme par celle
» du plaisir, à la propagation de son être. »

(*Traité de la manie.*)

passions, est assurément inspirée chez tous les animaux pour en perfectionner les races, pour écarter de l'acte propagateur les individus faibles, difformes et maladifs, pour donner enfin l'avantage aux individus jeunes, robustes et vigoureux. C'est ainsi qu'elle entretient l'espèce dans toute sa force et dans toute sa beauté. La jalousie peut faire le malheur et le désespoir d'un individu; mais la nature ne voit que l'utilité de l'espèce; voilà pourquoi tant d'animaux combattent entre eux, et se disputent le droit de jouir. L'amour se plaît dans le combat, et Mars sera toujours aimé de Vénus (*a*).

Le plaisir est fils de la douleur; c'est

elle qui, en prévenant le *sensorium*, nous signale les dangers qui menacent continuellement l'existence de tous les êtres vivants; alors elle donne naissance à des actes qui préviennent ces dangers, et qui changent la douleur en plaisir : d'où vient l'axiome physiologique, que tout genre de plaisir moral ou physique naît de la cessation, plus ou moins rapide, d'une sensation pénible. Il ne peut y avoir de sentiment vraiment agréable qui n'ait été précédé de quelque peine (*b*).

La nature, dit Montaigne, fit naître la douleur pour servir et pour honorer la volupté [1] : le moindre des plaisirs, qui

[1] *Essais*, livre II, chapitre XII.

ne serait pas senti par l'être constamment heureux, sera goûté avec délices par l'homme infortuné.

On voit des personnes accablées de tristesse trouver des charmes dans la douce mélodie d'un beau concert, et en être délicieusement touchées. Il n'en est pas de même de l'homme joyeux et content ; il n'éprouve pas le besoin d'être ému par la musique. Les douleurs de toutes sortes, leur variété, leur changement, conviennent au monde ; c'est de cette multitude de souffrances que doivent naître tous les plaisirs, toutes les jouissances possibles (*c*).

Celui qui se façonne à une vie dure et

sévère multiplie les émotions agréables, tandis que le Sybarite, qui vit dans la mollesse, ne s'en prépare que de pénibles et de fâcheuses.

Quelle n'est pas la joie d'un coupable qui, lorsqu'il a subi sa peine et qu'il sort d'une prison obscure, revoit la clarté du jour et recouvre la liberté ! *Socrate* délivré de ses chaînes trouve agréable l'irritation que leur poids lui avait causée. Ceux qui reviennent des combats sans blessures ou qui échappent au naufrage, de même que ceux qui sauvent leur champ de l'inondation, leurs agneaux du loup, leur maison du feu, peuvent dire : Ah! qu'il est doux le plaisir que la douleur a précédé! Pour être sensible au plaisir que l'on éprouve à jouir d'une bonne santé, il faut se trouver dans la convalescence d'une longue et pénible maladie (*d*). La joie d'une femme qui vient d'être mère, celle d'un individu qui vient de subir une grande opération chirurgicale, est d'autant plus vive, que leur douleur a été plus forte. Oui, le calme qui suit les douleurs de l'enfantement devient pour la mère plus délicieux que le bonheur qu'elle ressent de renaître dans son propre fils. Le véritable secret d'être heureux consiste à savoir souffrir à propos (*e*). Il est reconnu par l'expérience, que plus une douleur est intense, plus est vif le plaisir qu'elle occasionne dès qu'elle cesse entièrement. Si la joie nous rend l'existence agréable, la douleur éloigne souvent de nous ce qui pourrait l'anéantir ; ces deux sensations se donnent donc la main, s'aident réciproquement, et tendent au même but. C'est à tort qu'on croit que l'homme est né pour le plaisir seul ; non, la jouissance n'est pas son unique aliment. Tout s'alterne dans la vie : le mouvement avec le repos, le sommeil avec la veille, le plaisir avec la douleur ; et si la somme du mal n'excède pas celle du bien, ainsi que le font observer quelques philosophes austères, il faut convenir pourtant que la somme des jouissances est au moins balancée par celle des peines. Les sensations douloureuses ou agréables sont toujours un véritable effet de ce principe conservateur, inconnu, inné en nous-mêmes, qui sert à maintenir, à conserver et à prolonger la durée vitale de tous les êtres animés.

Les plus grandes et les plus belles actions des hommes, les plus utiles et les plus brillantes découvertes, sont le partage de ceux qui ont des passions fortes et violentes, qu'on pourrait à la rigueur considérer comme de vraies douleurs morales. Ce sont ces mêmes passions qui, semblables à l'étincelle éthérée de Prométhée, vivifient le monde intellectuel;

ce sont elles qui créent et qui animent toutes les opérations des hommes qui désirent une meilleure existence; ce sont elles enfin qui réveillent tous les éléments de notre activité; c'est l'orgueil qui aplanit les plus hautes montagnes, qui élève les pyramides, qui construit les plus beaux monuments; c'est l'avarice qui conduit dans le désert de l'Océan la voile du commerçant; ce sont le point d'honneur, l'ardente passion de la gloire, le ver rongeur de l'ambition, l'enivrement de la puissance, qui portèrent la main d'un *Scévola* sur le brasier, qui conduisirent *Léonidas* aux Thermopyles, *Horatius Coclès* à l'abîme, *Curtius* au gouffre, *César* et *Napoléon* au trône; enfin, c'est le besoin qu'éprouvent les bons souverains d'obtenir l'amour et les vœux des peuples, qui fait régner la vertu et l'abondance, la justice et la confiance, sources intarissables de la félicité publique. La douleur provoque la réflexion; celle-ci excite la pensée, et le dernier degré de souffrance que l'homme puisse endurer oblige l'âme à rentrer en elle-même jusque dans ses replis les plus cachés; elle examine alors les différents aspects des choses; elle combine toutes les possibilités, et, entrainée jusqu'au dernier point, elle développe en nous des idées, des forces et des moyens qu'un sort plus propice aurait certainement laissés dans l'inaction [1]. *Sénèque* enseignait à ses élèves l'habitude de la douleur comme le moyen le plus sûr d'élever, d'ennoblir leurs âmes; j'oserais même dire qu'il n'y a pas de pages de philosophie véritable et profonde qui ne soient dues à la douleur.

On ne peut songer à une grande vérité sans avoir présentes à la pensée les tristes expériences qui la rendent telle à nos yeux, et sans se rappeler avec orgueil les moyens, les erreurs qui s'y opposèrent, et les maux qui en furent la conséquence. Une des plus illustres victimes

[1] Weiss, *Principes philosophiques*.

des opinions politiques, *Silvio Pellico* disait : Plus j'aurai de souffrances, moins je serai effrayé; jeune homme encore, si j'étais frappé d'un arrêt de mort, sans ces souffrances préliminaires, je mourrais peut-être lâchement.... Oui, il faut l'avouer, répétait-il, le mal que j'ai eu à endurer, depuis que je vis, je l'ai toujours trouvé de quelque utilité pour moi [1].

Il y a des gens qui, n'ayant pas de ressources en eux-mêmes, s'imaginent rencontrer dans certaines douleurs physiques ou morales quelques récréations : aussi recherchent-ils continuellement

[1] *Le mie prigioni*, § XXVI.

des spectacles affreux et variés ; ils se plaisent au bruit du tonnerre ; ils s'exposent même à de grands dangers pour émouvoir et élever leur âme ; ils trouvent que tout plaisir est fade sans l'assaisonnement d'émotions répétées et violentes de leur système nerveux ; ce sont de vrais malades, qui ont le dangereux et fatal besoin d'émotions vives, des splénitiques qui cherchent le plaisir dans la douleur, pour fuir l'ennui qui les ronge et le penchant au suicide qui les poursuit. Le corps social et les individus qui le composent tirent des avantages incalculables de la peine que souffre celui qui a enfreint les lois d'une manière quelconque. C'est la douloureuse idée de cette peine qui retient les malintentionnés et prévient les délits. La main armée d'*Astrée* met un frein aux vices moraux et les corrige, comme celle du chirurgien soulage et guérit les maux physiques. La conviction que certaines peines sont utiles à la masse des hommes, et même nécessaires à la sécurité et à la félicité publiques, peut seule l'emporter sur la compassion qu'elles provoquent. Les juristes des temps passés ont discuté longuement sur la question de savoir lequel de la récompense ou du châtiment, du plaisir ou de la douleur, a le plus d'empire sur les hommes. Tant que les sociétés étaient peu nombreuses et qu'il y avait peu de lois, on pouvait peut-être employer les récompenses pour la sanction des commandements et des arrêts; mais quand les villes se sont peuplées et agrandies et que les lois se sont multipliées, les législateurs ont dû recourir à la peine, parce qu'ils ont bien senti que la récompense n'était pas suffisante pour conserver la république ou l'empire [1] (*f*).

On ne doit certes pas regarder le code pénal comme l'unique ressort de la pratique des mœurs; mais on ne pouvait s'en

[1] Helvétius, *De l'esprit*, dissertation III : d'Holbach et Diderot, *Système de la nature*.

passer dans l'état actuel de la société. Ainsi, tout en déplorant l'emploi affligeant des châtiments, nous ne devons pas moins en reconnaître l'utilité.

La douleur de l'*indigence*, de la *misère*, de la *persécution*, est nécessaire, car elle aiguillonne, elle échauffe le génie, le mérite et les talents paresseux; elle nous fait parvenir à ces hautes productions de l'intelligence et de l'industrie auxquelles l'opulence et la grandeur sont forcées de rendre hommage. Combien de fois les malheurs ont-ils développé en nous des sentiments, des lumières, des forces que nous ne savions pas posséder, parce que nous n'en avions pas eu besoin! Le génie de la douleur est le plus fécond de tous. Les persécutions, la colère et les malheurs dictèrent l'enfer à *Alighieri;* la mort de Laure enfanta les plus belles pages de *Pétrarque;* l'exil d'Ovide nous a valu ses élégies; *Socrate* disait avec raison que les malheurs étaient les accoucheurs des grandes pensées comme des grandes vertus. Il ne cessait de méditer sur l'étroite alliance de la douleur et du plaisir. Jérusalem détruite, Troie en cendres, Cucullin vaincu, allumèrent le feu sacré dans l'imagination de *Jérémie*, d'*Homère*, de *Virgile*, d'*Ossian*, qui surent peindre et décrire, d'une manière si admirable, d'épouvantables catastrophes et de grandes adversités personnelles. C'est de ces fécondes douleurs que sont nées leurs pages sublimes. *Byron* fut inspiré, au dire de *Gœthe*, par le génie de la douleur, pendant toute son ardente carrière. Ce sont des vents orageux qui tirèrent des sons si expressifs de sa harpe solitaire. Il y a souvent dans les tribulations quelque chose qui élève, qui fortifie : si les faibles y succombent, les forts en sortent meilleurs. L'artiste, le savant dans son grenier, sans le souci de gagner du pain pour lui et pour sa famille, laisserait tomber de sa main le crayon, le pinceau, le burin, le ciseau, qui nous font jouir des plus beaux produits de l'art inspiré par l'aiguillon de la faim.

La douleur, qui est inévitable chez les enfants quand on les contrarie, les rend plus courageux. Les difficultés, les embarras naturels les habituent à la patience; c'est ainsi qu'ils entrent dans la voie des divers modes d'éducation. La compassion qui naît de la douleur que nous fait éprouver la vue de la misère et du désir de la soulager, est utile, puisque c'est elle qui rend l'homme charitable, bienfaisant, vertueux, utile enfin au corps social (*g*). La colère, la plus terrible des affections, est souvent la mère du plus louable courage; c'est elle qui nourrit dans le soldat cette ardeur guerrière qui le fait distinguer sur le champ d'honneur. La crainte, cette prévision avant-coureur d'une sensation désagréable, douloureuse même, nous éloigne de tout ce qui peut nuire à notre conservation ou à notre bonheur (*h*).

La vie est souvent à peu près nulle dans le plaisir : le contraire arrive dans la douleur. C'est avec raison que madame de Staël disait en parlant du tableau de *Marius-Sextus* : « Tout, dans cette peinture, retrace la mort; il n'y a de vivant que la douleur.» Le Christ mourant de *Rubens* n'a plus qu'un souffle de vie, tandis que sa douleur est encore dans toute sa force. Dans le groupe de *Laocoon* il n'y aurait de vivant que les serpents, si le marbre ne retraçait les angoisses de la plus douloureuse agonie. Oui, certainement, la nature semble avoir donné plus de vie à la douleur qu'au plaisir. L'un, porté à l'excès, peut aller jusqu'à déterminer la mort; l'autre, presque jamais. *Chilon*, le Spartiate, meurt de joie en embrassant son fils vainqueur aux jeux olympiques. Deux Romaines moururent de plaisir en voyant arriver leurs fils que l'on disait avoir été tués aux batailles de *Cannes* et de *Trasimène*. On sait que *Polycrate*, *Diagore*, *Denis*, perdirent la vie par une vive émotion de joie. Le pape *Léon X* fut frappé d'apoplexie à la nouvelle imprévue d'un grand malheur arrivé à la France, qu'il haïssait (i). *Boerhaave* rapporte l'histoire d'une jeune personne dans l'indigence, qui, appelée dans les Indes par un frère fort riche, mourut de joie en voyant des bijoux qu'il lui avait réservés. *Mead*, médecin de la maison des Aliénés, à Londres, dit avoir eu à traiter un bien plus grand nombre de personnes devenues folles par le passage subit de la misère à la fortune que par celui de la richesse à la pauvreté. Qu'il me soit permis de le répéter : si la douleur est quelquefois cruelle, elle est plus souvent bienfaisante et nécessaire dans ses effets ; elle est un effort de la nature curatrice, qui tente toutes les voies pour rétablir la santé, qu'on ne saurait retrouver, une fois perdue, si la douleur ne nous instruisait de sa perte; elle devient un baume salutaire, le cri de la sensibilité surexcitée nous avertissant du danger qui nous menace; la mort frapperait en silence sa victime, si la douleur n'était pas là pour la prévenir.

Celui qui n'aura pas été formé à l'école du malheur, et dont les yeux n'auront jamais versé de larmes, ne sera pas doué de ce caractère d'amabilité et de commisération que l'on recherche dans l'homme social. J'éviterai toujours ces êtres inaccessibles aux peines qui, affectant un stoïcisme glacial, portent en triomphe leur insensibilité. Laissons-les végéter, puisqu'ils se croient heureux dans leur apathie, et plaignons-les, au contraire, d'être sourds à l'action des souffrances. Incapables de la moindre élévation d'esprit, ils restent froids auprès des objets les plus propres à réveiller et à exciter leur imagination ; ils traînent une triste existence entre l'ennui et l'indifférence; leur stérile insouciance est semblable à un morceau de glace qui roidit tout ce qui l'approche. Madame de Staël avait bien raison de dire que, « dans toutes les relations de la vie, dans tous les pays du monde, c'est avec les opprimés qu'il faut vivre. » La moitié des sentiments et des idées manquent aux hommes heureux et puissants. Celui qui ne connaîtrait pas la douleur ne sentirait pas davantage ni l'attendrissement, ni l'humanité, ni la douceur de la commisération. Aucune chose ne saurait émouvoir son cœur; il ne serait pas sociable; ce serait un monstre au milieu de ses semblables[1]. Ce n'est que chez les malheureux qu'on rencontre la tendre et sincère amitié. La chaîne de l'infortune les réunit; ils se plaignent, ils se consolent réciproque-

[1] J. J. Rousseau, *Emile*.

ment de leurs disgrâces et de leurs souffrances. On ne saurait définir la vertu que par le sacrifie de soi au profit des autres: or, comment pourrait-on la pratiquer si tout le monde jouissait également d'un bonheur sans mélange? Mais laissons un instant la physiologie pour entrer dans le vaste domaine de la pathologie; car c'est là que la douleur trouve son vrai triomphe, soit comme agent qui tend à guérir naturellement, soit comme ressource de l'art. La douleur indiquera la cause d'une maladie, ou elle n'en sera que le symptôme. Là elle conduira le praticien à tirer le pronostic, ou bien à déduire la méthode curative. Dans une hémorrhagie, la douleur nous démontrera si elle est active ou passive; nous la verrons dans toute sa force dans l'hystérie et dans l'hypocondrie, muette dans l'apoplexie, dans l'extase et dans la catalepsie (*j*). Un organe est-il irrité par une cause morbide? la douleur s'y développe promptement, y attire une affluence d'humeurs, enflamme la partie, et en rendant plus rapides les progrès du mal, ramène bientôt l'organe à son état normal. Sans la douleur, le mal deviendrait chronique, et une longue infirmité tiendrait lieu d'une souffrance passagère. Un membre est-il frappé de gangrène? nous devons nous consoler quand la douleur s'y fait sentir, puisque c'est elle qui, en sacrifiant la partie déjà morte, conserve le reste. Le médecin se réjouit quelquefois de la douleur qui survient comme avant-coureur d'une crise salutaire; et souvent il se fait lui-même ministre de douleur pour faire recouvrer la santé ; il déchire la peau, coupe les chairs, ouvre les cavités, tronque les os, soit pour enlever un corps étranger introduit dans les membres, soit pour donner issue à des humeurs viciées, soit enfin pour détacher la mort de la vie. La chirurgie, le fer et le feu à la main, fait subir au malade mille souffrances nécessaires à sa guérison. On dirait que la douleur suraiguë de la goutte est un brevet de longévité, ou un préservatif contre d'autres désordres morbides bien plus graves. La douleur qui résulte du plus léger mouvement dans un cas de fracture est avantageuse pour le malade, en l'avertissant qu'il doit tenir le membre offensé dans une parfaite immobilité.

La monomanie, ce délire qui porte sur un seul objet, occasionnée le plus souvent par quelque passion frustrée ou déréglée, a été parfois affaiblie et même guérie par des événements encore plus douloureux, tels que la mort d'un fils tendrement chéri, l'incendie d'une maison ou un affreux naufrage. Cela prouverait qu'on n'a de prise sur les passions que par des passions plus vives, et que ce n'est que par leur empire qu'on peut combattre leur tyrannie.

Le docteur *Rush* fait observer que plusieurs affections nerveuses et hystériques guérirent après les résultats terribles, mais utiles, qui unirent les états d'Amérique entre eux et leur donnèrent la liberté. *Willis*, *Cullen*, *Franck*, *Leuret*, et bien d'autres praticiens, ont eu à se louer des effets de la crainte dans le traitement de la manie. Combien de maux de dents n'ont-ils pas cessé à l'apparition du dentiste? La surprise et la peur n'ont-elles pas guéri des paralysies, des convulsions et même des fièvres intermittentes, qui avaient résisté à l'emploi de l'écorce du Pérou? L'appréhension seule d'une douleur violente et prochaine a guéri les progrès d'une épilepsie qui, par la puissance de l'imitation, menaçait de devenir épidémique. Qui ne connaît les faits cités par *Boerhaave* d'épilepsies imitatives guéries par la frayeur[1]? *Salmuth* raconte le cas d'un goutteux qui, les pieds enveloppés d'un cataplasme de raves, eut un tel effroi d'un porc entré dans sa chambre, se dirigeant vers lui pour manger le cataplasme, qu'il se sauva de son lit, où il était cloué depuis plusieurs semaines, et

[1] Kaw Boerhaave.

n'eut plus à souffrir, par la suite, d'aucun autre accès de goutte[1]. Des fébricitants qui se trouvaient dans un bâtiment qui venait de *toucher* en furent tellement effrayés, que la fièvre les quitta. Un mélancolique, qui croyait avoir des jambes de cristal, reçut de son domestique, par mégarde, un coup de balai sur le devant du tibia : la violence de la douleur, le persuadant que ses jambes étaient bien de chair et d'os, le guérit de la folle idée qu'il avait eue sur la nature de ses jambes.

Au siége mémorable de Sienne, en 1555, un boulet étant passé très-près du mar-

[1] *Centur. observatio* 48

quis de Morignac, lui causa une telle frayeur, qu'il se trouva guéri dans l'instant même de la goutte, dont il était tourmenté depuis plusieurs années[1]. Un nommé Lamy, complétement amaurotique, était dans sa boutique avec un de ses enfants âgé de quatre ans, lorsque cet enfant, voulant monter sur un comptoir, se hisse sur une chaise et s'élance. Mais, au même instant, la chaise mal assurée se renverse, et il tombe, la tête la première, sur le plancher. Le choc a été violent, et pourtant

[1] Wesel, *Dissertatio de terrore;* Iena, 1697. Ludwig, *De terrore in corpore humano ;* Lipsiæ, 1790.

il ne profère pas un seul cri; son père l'appelle, il ne répond pas; il le croit mort; il s'effraye, il crie au secours, il se traîne à tâtons vers lui; il le relève, l'appelle encore, mais toujours vainement. Il veut sentir les battements de son cœur, mais le cœur ne bat plus; il veut recueillir son souffle, mais la respiration elle-même a cessé; portant sa main sur son front, il la retire inondée de sang. C'en est fait, il est mort; c'est sa seule pensée; cette pensée le fait évanouir, et il tombe lui-même, un instant après que sa femme, accourue à ses cris, lui a eu enlevé des bras l'enfant; il reste évanoui pendant plus de vingt minutes, après quoi il reprend ses sens. Mais quel changement! quel prodige! quelle métamorphose! il n'est plus aveugle, il voit le jour, il reconnaît très-distinctement les objets qui l'entourent : ce n'est pas un rêve; non, l'amaurose a disparu comme par enchantement. Ainsi, ce que plusieurs traitements, auxquels il s'était soumis sous la direction de MM. les docteurs Sichel, Sanson et autres habiles oculistes, n'ont pu faire, un effroyable malheur le fait en quelques instants[1]. Combien de guérisons de paralysie, de mutisme, d'eclampsie, etc., n'a-t-on pas enregistrées dans les livres de médecine, comme résultant

[1] *Gazette des hôpitaux*, n° 76 ; 25 juin 1842.

d'une commotion morale vive et douloureuse!

Hoffmann regarde la douleur, dans certains cas de spasme, comme très-salutaire. Les sensations douloureuses, en mettant dans un exercice violent les muscles, les organes des sens ou l'appareil irrigateur, triomphent souvent de la paralysie qui s'associe à la syncope; aussi combien de fois une lipothymie n'a-t-elle pas cessé sous l'influence d'une douleur aiguë, d'une perturbation violente et subite dans la sensibilité organique!

L'irritation excitée par le vésicatoire est d'un bon augure dans les typhus même les plus graves. La cessation imprévue et subite d'une douleur suraiguë doit faire craindre ou une métastase ou la gangrène, car la douleur cesse lorsqu'il n'y a plus de secours à demander [1].

Le malade qui ressent vivement toutes les atteintes de son affection est à plaindre; mais s'il peut être rendu à la santé, il est bien moins à plaindre qu'un misérable paralytique qui n'éprouve aucune douleur, mais aussi pour lequel il n'y a nul espoir de rétablissement tant que dure cette funeste insensibilité. La douleur est utile pour mettre fin à quelques maladies connues sous le nom d'affections froides. Des engorgements glanduleux, des dépôts

[1] Petit Radel, *Institutions médicales*.

chroniques et par congestion, demeurent longtemps dans le même état, par la raison que la douleur les épargne ou n'y est pas assez aiguë pour opérer la coction de la matière morbide, activer d'une manière particulière l'impulsion vasculaire locale, et y produire enfin la phlogose nécessaire à une louable suppuration. L'art doit souvent déterminer de la douleur, ou en augmenter l'intensité, dans beaucoup de maladies. C'est sous ce point de vue qu'on recommande d'ouvrir avec un caustique, plutôt qu'avec la lancette, les dépôts indolents dans lesquels l'inflammation n'a pas été assez active pour en fondre toutes les duretés. Il est question, dans les Annales de Médecine de Montpellier[1], d'un épileptique auquel on appliqua un large moxa sur la suture sagittale. Les accès, qui se répétaient jusqu'à dix fois dans les vingt-quatre heures, cessèrent à l'instant même pour ne plus reparaître. Il faut bien croire que, dans ce cas, la douleur vive causée par le feu rétablit l'harmonie primitivement troublée dans le système nerveux de ce malade, et détruisit ainsi la mauvaise habitude contractée, d'où résultait l'épilepsie; car ce n'est sûrement pas à la suppuration, qui n'arriva que plusieurs jours

[1] Petit Radel, *Institutions médicales*.

après, qu'on doit attribuer la guérison, puisque les accès, qui se succédaient à des intervalles très-rapprochés, cessèrent bien avant la suppuration.

Les fastes de la chirurgie sont remplis d'une foule de cas où la douleur a été féconde en beaux succès, spécialement entre les mains de Monteggia, de Scarpa, etc., lorsqu'elle était le résultat des épispastiques ou des cautères actuels appliqués plus particulièrement sur le trajet des nerfs qui se portent à une partie malade.

La douleur, envisagée sous le rapport pathologique, non-seulement nous indique le siége du mal, mais souvent, dans ses variétés, c'est-à-dire selon qu'elle est lancinante, gravative, tensive, aiguë, pulsative, brûlante, prurigineuse, etc., nous fait connaître la nature, le caractère, la gravité de la maladie, et nous en indique même jusqu'à un certain point le traitement. En effet, comment établir le diagnostic positif d'une maladie inflammatoire, telle qu'une péripneumonie ou une gastrite, sans la douleur thoracique ou abdominale qui les accompagne ?

La douleur, qu'on l'envisage comme simple symptôme, ou comme épigénésis, offre toujours beaucoup d'indices de la plus haute importance, que le médecin clairvoyant peut seul saisir, et dont le plus grand nombre ne se doutent pas.

Il n'y a rien de plus utile dans les catarrhes suffocants, dans certaines maladies séreuses et soporeuses, qu'une douleur vive qui s'annonce dans une partie quelconque, soit naturellement, soit artificiellement. Les praticiens la regardent comme un indice favorable lorsqu'elle survient dans les membres pendant les jours critiques de certaines maladies.

On employait anciennement, au rapport de *Pline,* les souffrances, les angoisses et le mal de mer même, contre un grand nombre d'affections chroniques.

Une violente colère a quelquefois guéri des fièvres intermittentes d'ancienne date et des ulcères atoniques. Esquirol cite le cas d'une femme maniaque depuis nombre d'années, qui, en apprenant tout à coup que son mari divorce et va se remarier, tombe dans un état comateux, d'où elle se relève deux heures après parfaitement rétablie.

La cautérisation détruit le germe de l'hydrophobie inoculée récemment. L'amputation d'un membre prévient le tétanos ou la gangrène, et elle les a même dissipés lorsqu'ils étaient déjà manifestés.

Combien de fois n'a-t-on pas vu une

vive douleur arrêter une hémorrhagie alarmante? Dans l'accouchement, plus les douleurs sont fortes, plus sera prompte la sortie du fœtus; car l'énergie des contractions utérines est le plus souvent en rapport direct avec l'intensité de la douleur; et ce n'est ordinairement que par celle-ci qu'on juge de la force de celles-là. Bien souvent la guérison des affections vermineuses et des obstructions viscérales est achetée par des coliques violentes. La douleur d'un vice hémorrhoïdal en calme parfois une plus intense qui a son siége dans le foie.

Grétry ne jouissait de son génie que

dans les accès assez vifs d'une fièvre ardente. *Rousseau* disait qu'il n'y a rien de plus beau que les rêves d'un fiévreux. *Mazarini* n'aurait probablement pas achevé son *Diophante* sans les tourments d'une fièvre intermittente rebelle au quinquina[1]. *Cardan*, pour se trouver dans la pleine jouissance de toutes ses facultés intellectuelles, avait besoin d'être malade ou de se procurer quelques sensations douloureuses. Le célèbre *Brunacci* de Pavie, sous l'influence des plus cruelles douleurs, triste apanage de sa longue et dernière maladie, parvenait souvent, ainsi qu'il le disait lui-même à ses nom-

[1] *Héroïdes* d'Ovide, préface.

breux élèves, à résoudre les problèmes les plus abstraits de mathématiques; ce qu'il n'aurait jamais pu faire en santé.

Celse, *Vansvieten*, *Klein*, *Redi*, *Couhé*, et tant d'autres, vantent l'altération fébrile comme devant guérir plusieurs infirmités, notamment chroniques. On sait que la fièvre est parfois un remède pour elle-même. C'est précisément en raison de l'influence bienfaisante de semblables affections secondaires que les praticiens de tous les temps établirent la théorie de la métasyncrise. Le médecin imite souvent la nature en provoquant une souffrance pour en éviter une autre, et le patient revient à la santé par la maladie qu'il lui a procurée. Enfin, les bienfaits de la douleur comme moyen thérapeutique sont si multipliés et si connus, qu'on ne saurait plus les contester. La fustigation a été employée depuis *Hippocrate* jusqu'à nous comme un moyen curatif de certaines affections; combien de vieillards ne lui doivent-ils pas la jouissance de précaires délices!

Ces exemples et bien d'autres que je crois inutile de rapporter doivent suffire pour nous convaincre que la douleur est une sensation utile et même nécessaire autant pour conserver la santé que pour prévenir et guérir un grand nombre de maladies. On peut donc, d'après les faits rapportés dans le courant de ce discours, conclure, sans craindre le blâme, que les nombreuses circonstances qui nous présentent la douleur comme salutaire et même bienfaisante doivent nous rendre chère l'école du malheur.

L'admirable structure de notre organisme et l'ensemble des fonctions qui lui sont dévolues démontrent positivement une Providence, suprême bonté et suprême intelligence, ayant réglé, dès le principe, les choses du monde et celles de l'homme, dans leurs moindres détails. Rien ne peut donc arriver qui ne soit utile ou même nécessaire, et cette seule raison proclamerait souverainement l'*utilité* de la douleur. Mais je ne puis faire qu'à cet égard mon esprit ne soit préoccupé ; car si, d'un côté, il voudrait admettre que toute chose qui se produit a sa raison première dans les infaillibles desseins de la Providence, de l'autre, il répugne à penser que le vice, par exemple, soit contenu dans ces desseins: or, ne pourrait-il pas en être de la douleur, dans certains cas, comme du vice, et la douleur, dans les cas dont je parle, n'a-t-elle pas un caractère exclusif de nocuité? Ce sont là, assurément, de difficiles problèmes, que l'on ne saurait aborder sans hésitation. Il est à mes yeux des douleurs quelquefois sans compensation, des douleurs auxquelles, malgré tous les efforts de mon esprit, je ne puis trouver une apparence d'utilité. Que puis-je voir d'utile, par exemple, dans la sensation douloureuse qu'éprouve cet aliéné qui, s'étant endormi sous un arbre, croit qu'un insecte est entré dans son crâne par le conduit auditif, et s'occupe à broyer son cerveau? Voici un jeune chirurgien auquel on a retiré son emploi, et qui reste sans ressources, abreuvé d'humiliations ; sa raison s'égare, il se croit poursuivi par des fantômes furieux ; il se précipite la tête la première contre un mur où son épiderme et ses cheveux restent attachés. Quelle utilité y a-t-il eu pour ce malheureux à éprouver une telle commotion ? et combien d'exemples semblables ne pourrais-je pas citer ? J'ai conservé dans ma mémoire le souvenir d'une jeune et intéressante femme à laquelle j'ai donné mes soins comme médecin. Elle était heureuse ; la vie lui souriait. Un mot imprudent est prononcé devant elle : elle aime de toutes les forces de son âme, et elle se croit trahie. A l'instant même son visage se couvre d'une vive rougeur, à laquelle succède une pâleur mortelle. Ses yeux jettent un dernier regard, dans lequel s'épuise tout l'éclat d'une vie à peine commencée; puis elle tombe dans une morne stupeur. L'exclamation douloureuse qu'elle vient d'exhaler est le dernier son intelligent qu'elle est condamnée à faire entendre. La raison s'est retirée de ce cerveau. L'âme reste, mais elle ne se manifestera plus, et bientôt la paralysie, véritable forme de la mort, la paralysie, qui est aux propriétés vitales ce que la gangrène est aux tissus, préludera à la fin de ce pauvre être. Je le demande, quelle utilité pourrait-on trouver à cette douleur extrême qui éteignit soudainement l'intelligence chez cette infortunée? Les aliénés, je le sais, sont, en général, une exception à la règle établie par le professeur génois; pour eux la douleur n'a pas d'enseignements. A la vérité, on pourrait dire qu'il y a dans la douleur une utilité *subjective*, celle qu'en retire le sujet lui-même, et une utilité que j'appellerai *réfléchie*, celle dont bénéficient les personnes qui observent le sujet. Dans la douleur des fous, objectera-t-on, il n'y a pas de place pour l'utilité *subjective*, puisque le sujet est incapable de raisonner sur ce qu'il ressent, et que pour lui la douleur est réduite à l'état de perception simple, disons plus, à l'instinct; mais cette douleur n'est pas improductive pour les gens raisonnables, qui se trouvent d'autant plus heureux d'avoir l'usage de leurs facultés, qu'ils ont sous les yeux les infortunés qui en sont privés. Voilà l'objection que je prévois; elle est spécieuse. Pour mon compte, je n'ai qu'une simple réponse à faire, c'est que j'apprécie infiniment mieux le bienfait de la raison par les admirables résultats auxquels elle parvient, que je ne l'apprécie par la pénible et triste contemplation d'un aliéné. Juger la raison par la démence est un procédé logique inconcevable, attendu qu'on ne peut juger d'une chose par la négation de cette chose Il suit de là que l'on ne peut arriver à goûter la joie de posséder en soi la raison par la vue d'un homme qui en est privé, et que la folie est un malheur tout à fait inutile. Il semblerait, au premier abord, y avoir un cas dans lequel la folie aurait un côté avantageux, c'est celui d'une grande douleur à laquelle on voudrait échapper. J'ai entendu une femme dire : Si je perdais mon enfant, je voudrais devenir folle et que ma folie consistât à le croire vivant. Cette attendrissante parole, émanée d'un cœur de mère, m'a frappé, et m'émeut encore aujourd'hui, qu'elle me revient à la mémoire. Mais qui ne voit que ce désir dépose précisément contre l'opinion qui proclamerait l'utilité absolue de la douleur ? S'il est utile de souffrir, pourquoi cette mère voudrait-elle se soustraire à la douleur par la folie?

L'homme, dans certains cas, se met au-dessus de la douleur physique la plus vive, et il y arrive de diverses manières, tantôt par une raison supérieure, tantôt par l'orgueil, ou plutôt par la vanité. Tous les médecins en ont vu des exemples. Un homme, par cela seul qu'il est en spectacle, tient à honneur de ne pas pousser un cri sous l'instrument qui divise ses tissus ; un autre retient ses manifestations, parce que sa raison lui dit qu'il faut que l'opération s'achève, et que dès lors la plainte est inutile. L'un et l'autre se roidissent, et, par cette espèce d'éréthisme, ils parviennent non-seulement à contenir, mais encore, en réalité, à diminuer la douleur, qui souvent paraît être en raison inverse de l'excitation actuelle du sujet. L'état dont je parle se rapproche de celui d'un soldat frappé dans un combat : on sait qu'alors c'est plutôt l'impuissance que la douleur qui arrête le blessé : ainsi, il arrivera à l'un des combattants, dans un duel, de laisser tomber son arme avant d'avoir senti le coup qui lui a blessé la main. Quoi qu'il en soit, le patient qui, pour un motif ou pour un autre, se soulève et se roidit tout entier contre la douleur d'une opération, ajoute de mauvaises chances à celles qui sont déjà attachées à cette dernière. En effet, les accidents nerveux qui se développent à la suite des opérations sont plus fréquents lorsque le sujet, par la force de sa volonté, s'est exalté ainsi au point de dominer la sensibilité ou de la pervertir. Ici donc nous trouvons un fait d'observation qui rentre dans l'ordre des exemples rassemblés dans le discours qu'on vient de lire, et montre l'utilité de la douleur. On cite bien des cas d'insensibilité forcée dans les opérations de chirurgie : je n'ai pas cru devoir les rapporter, parce que le fait à l'appui duquel ils viennent n'a plus besoin d'être prouvé. Ce n'est pas que beaucoup de ces cas n'aient, cependant, un certain intérêt de curiosité. On connaît, par exemple, l'histoire de ce soldat auquel on venait d'amputer la jambe, à la suite d'une bataille, et qui, voyant un aide jeter la partie retranchée dans un monceau de débris semblables, se récria pour qu'on lui restituât la guêtre et le soulier qui étaient restés attachés à la jambe.

S'il est vrai qu'il ne faut pas que l'opéré résiste, outre mesure, à la douleur, il n'est pas moins vrai que le chirurgien doit mettre tous ses soins à diminuer celle-ci le plus possible. Que d'essais n'a-t-on pas justement tentés dans ce but!

On avait administré l'opium. La plupart des chirurgiens ont abandonné cette pratique; d'autres y sont revenus.

On a imaginé de chauffer les instruments, qui, outre leur action tranchante ou piquante, saisissent par le froid.

Il est certain que les tissus vivants éprouvent une sorte de crispation, un véritable resserrement, au contact des corps froids ; on en a un exemple dans l'opération du *cathétérisme.*

Une forte constriction, opérée au-dessus de la partie sur laquelle l'instrument doit agir, est, à mon avis, un bon moyen.

Les journaux ont raconté, il y a quelque temps, un trait affreux. Il s'agit d'un jongleur qui traversait l'Angleterre, montrant des enfants auxquels il faisait des entailles ou auxquels il déchirait les tissus, sans que ces malheureux éprouvassent de douleur ou du moins en manifestassent. Il arriva qu'un de ces enfants mourut des suites de ses plaies, et la hideuse mère qui avait eu l'infamie de livrer son fils à ce bourreau, appela ce dernier devant les tribunaux. Il fut condamné. Le journal dit que le moyen qu'il employait pour empêcher ses victimes de souffrir, était tout simplement du savon. Mais on ne comprend pas que le savon puisse produire un tel effet.

Quelques médecins ont placé un grand espoir dans le magnétisme, comme moyen préservatif des douleurs attachées aux opérations chirurgicales. On a parlé d'une dent arrachée sans douleur, et d'un sein extirpé également sans que le sujet ait senti l'action de l'instrument tranchant. Ces faits se sont produits sous la garantie d'hommes très-honorables dont on ne saurait suspecter la science et la sincérité. Ils ont été l'objet d'une critique violente. Certes, je suis loin d'admettre la lucidité magnétique et les supercheries qui ont été employées pour la démonstration de certains faits qui s'y rattachent ; mais il faut craindre l'absolu dans les jugements, et, pour ma part, je ne veux pas me prononcer encore sur les faits d'insensibilité dans le sommeil provoqué ; d'ailleurs, ils peuvent se lier à des concentrations nerveuses d'un ordre encore inapprécié. Nous voyons souvent nos organes modifiés dans leur état normal, au point d'offrir les appétits et les désirs les plus bizarres. Aucun physiologiste n'a encore pu expliquer clairement, nettement, les attributs variés du système nerveux autrement que par son organisation et ses rayonnements sur telle ou telle partie considérée dans un état normal; mais la subversion des sentiments moraux et la production des appétits physiques extraordinaires, comment les expliquer autrement qu'en admettant un état anormal de ce système, impressionné différemment par les mêmes objets et donnant naissance à des sensations et à des sentiments d'un nouvel ordre? Or, puisque c'est dans ce système que résident la douleur et le plaisir; puisque, d'autre part, ces deux sensations sont diamétralement opposées et qu'elles résultent de deux actions différentes sur le même système, il est évident qu'il peut être amené, par une cause quelconque, à un état anormal tel que les modificateurs qui produisaient de la douleur puissent causer du plaisir, et *vice versâ*. On verra, dans le courant de cet *appendice*, des faits qui se rattachent au même ordre d'idées.

J'ai parlé plus haut des moyens propres à faire éviter la douleur ou à la diminuer. Cette digression n'est pas aussi en dehors du sujet qu'on pourrait le croire : en effet, lorsque je m'occupe des moyens propres à faire éviter la douleur, comme lorsque je cherche à déterminer les cas exceptionnels où son utilité n'est pas démontrée, c'est moins pour déposer implicitement contre la théorie qui admettrait son utilité absolue, que pour aller au-devant des objections qu'on ne manquerait pas de faire.

L'homme, dans de certaines conditions, échappe d'une manière complète à la douleur ; il est, dans la propre acception du mot, tout à fait insensible. Cet état, qui semble digne d'envie, est déplorable, quand il se lie à la démence. C'est un mauvais signe lorsqu'on voit un homme se montrer insensible à l'impression du froid, par exemple, et sortir à peine couvert dans la saison rigoureuse.

L'exaltation du sentiment religieux peut mettre le système nerveux dans un éréthisme tel que non-seulement les douleurs les plus horribles soient supportées avec un merveilleux courage, mais encore qu'elles ne soient pas senties. Les fastes de notre religion fourmillent d'exemples qui le prouvent. Que de martyrs se sont élevés à une hauteur immense au-dessus de la douleur physique, détachés, pour ainsi dire, de la vie matérielle et abîmés dans la contemplation anticipée d'un Dieu rémunérateur! Néron les faisait enduire de poix, et se promenait, la nuit, dans ses jardins éclairés de torches humaines. Un proconsul les couvrait de la peau de bêtes féroces, et les livrait à des chiens furieux qui les dévoraient vivants. A celui-ci on arrachait la langue; celui-là était exposé sur un gril. Et souvent pas une plainte ne se faisait entendre. Un seul cri s'élevait vers les cieux et remplissait les bourreaux d'une secrète terreur : *Hosannah !* gloire à Dieu.

De nos jours, de tels exemples ne peuvent se présenter que par une rare exception. C'est ainsi qu'on a lu, il y a quelques années, le récit de la mort héroïque de l'un de nos missionnaires en Chine.

Je citerai, à ce propos, un fait dont je dois la connaissance à l'un de mes confrères les plus distingués[1]. Un jeune prêtre, attaché aux missions, fut pris,

[1] M. Hervez de Chegoin.

au moment de partir pour les pays idolâtres, d'une maladie du genou qui nécessita quelques incisions. Celles-ci furent supportées par le malade sans aucune espèce de douleur apparente. Une seule idée le préoccupait, c'est que l'on pût, au moyen de ces incisions, lui laisser une croix sur le genou.

Un exemple bien extraordinaire de douleurs souffertes sous l'influence d'un sentiment religieux outré, a été raconté avec beaucoup de détails par M. Charles Sainte-Foi, auteur du *Livre des Peuples et des Rois.* Il s'agit d'une femme qui, tous les vendredis, reproduit, avec la plus grande exactitude, les souffrances de la Passion de Jésus-Christ. Elle sue le sang et l'eau dans le bois des Oliviers, en attendant l'heure de la trahison. Son front saigne spontanément, comme si elle y avait la couronne d'épines ; puis la paume de ses mains s'ouvre, et il en sort du sang ainsi que de la plante de ses pieds. Alors ses bras sont étendus ; elle est sur la croix. Ses lèvres se dessèchent, et bientôt elles font un mouvement de dégoût, comme si elle y sentait l'éponge de fiel ; enfin, le centurion approche, et son flanc s'entr'ouvre à son tour, laissant échapper quelques gouttes de sang. Sa tête, couverte d'une pâleur mortelle, s'incline sur son épaule; elle va mourir; elle est morte. Au bout de quelques instants, la vie, comme revenue, se manifeste par de légers signes, et la victime reprend insensiblement son état normal, qui est très-languissant, jusqu'au vendredi suivant, où la scène recommence invariablement. Voilà plusieurs années que cette femme existe ainsi, mourant tous les vendredis. Regardée comme une sainte dans le pays, on vient la visiter de très-loin. Ce fait, en tant que phénomène spontané, répugne à la raison; mais, comme singularité, il est assez intéressant pour que j'aie cru devoir lui consacrer quelques lignes, faisant toutefois mes réserves sur sa véracité complète. Ce n'est pas la première fois, d'ailleurs, qu'un fait de ce genre se produit. On a vu, encore sous l'influence du sentiment religieux, et dans un temps assez rapproché du nôtre, des individus endurer avec plaisir d'horribles tortures. Je veux parler des convulsionnaires de Saint-Médard. On sait à quels affreux traitements ces malheureux se soumettaient volontairement. Les uns se faisaient donner sur la poitrine des coups de barres de fer, ou se faisaient porter dans les chairs des coups de pieux aigus. D'autres se faisaient tirailler et disjoindre les membres. On a vu des jeunes filles supporter la crucification. Le célèbre Morand, chirurgien en chef de l'Hôtel-Dieu de Paris, a dit, dans ses opuscules chirurgicaux, avoir été témoin de trois crucifiements. C'était une véritable rage de douleur, une exaltation épouvantable qui aboutissait à une volupté que l'on ne peut ni définir ni concevoir. Les adeptes se rendaient sur le tombeau du prêtre Pâris, et c'est là qu'avaient lieu ces scènes effroyables.

L'absence totale de la sensibilité, l'espèce d'invulnérabilité des personnes soumises à ces traitements meurtriers ne peut être mise en doute. Saint Augustin[1], Carré de Montgeron[2], Huquet[3], Cabanis[4], de Montègre[5], citent des faits nombreux qui prouvent, à la dernière évidence, que l'exaltation morale peut amener l'in-

[1] *De Civ. Dei.*

[2] Vains efforts, t. II, p. 48.

[3] *Le naturalisme des convulsions dans les maladies de l'épidémie convulsionnaire,* 1 vol. Soleure, 1733.

[4] *Histoire des sensations*, § VI.

[5] *Dictionnaire des sciences médicales*, t. VI, p. 213, art. *Convulsionnaires*.

sensibilité physique, à la suite des crises hystériques qu'elle provoque. Les femmes surtout ont fourni nombre d'exemples sur ce point. Chose singulière et cependant vraie, c'est que l'exaltation morale se communique d'une personne à l'autre, à un tel degré qu'elle devient épidémique. L'histoire des filles de Prætus et des femmes d'Argos, qui, au rapport de Pausanias, se croyaient changées en vaches, a été célèbre dans toute l'antiquité. Plutarque dit que, par l'effet d'une aliénation épidémique, toutes les filles de Milet se pendaient.

Le docteur Desloges, du Valais, a

observé une épidémie semblable au bourg de Saint-Pierre-Moujau, au Simplon[1]. Pomerose[2] parle d'un transport qui saisissait les filles de Lyon et les portait à se noyer. Les possédées de Loudun, et, enfin, les convulsionnaires des Cévennes, augmentaient journellement dans des proportions effrayantes.

Dans l'Inde, on observe encore aujourd'hui des faits du même genre; mais ce sont des faits purement individuels. En vue de plaire à la Divinité, des malheureux se tourmentent de

[1] Voyez *Gazette de santé*, 21 mai 1813.

[2] *Maladies des femmes*.

mille manières. Celui-ci se déchire les chairs ; celui-là tient constamment son bras élevé au point de l'atrophier ; cet autre s'impose une privation presque absolue d'aliments. Dans le moyen âge, il y avait en France, et à Paris même, des exemples de cette nature. C'étaient surtout des femmes qui les fournissaient : on les appelait *recluses*.

Le sentiment politique, de même que le sentiment religieux, a son genre d'exaltation, mais à un degré moindre, cependant, que ce dernier. Il y a eu un temps de triste mémoire, en France, où l'on s'étudiait à bien mourir.

M. Foville, médecin en chef de la maison royale des aliénés de Charenton, a traité un homme qui se croyait mort depuis la bataille d'Austerlitz, dans laquelle il avait été grièvement blessé. Lorsqu'on lui demandait des nouvelles de sa santé, il avait coutume de répondre : Vous demandez comment va le père Lambert; mais le père Lambert n'y est plus; il a été emporté à la bataille d'Austerlitz; ce que vous voyez là n'est pas lui; c'est une machine qu'ils ont faite à sa ressemblance. Jamais, en parlant de lui-même, il ne disait *moi*, il disait toujours *cela*. M. Foville s'assura, par des épreuves non douteuses, que ce malheureux était privé de toute espèce de sensibilité tactile. A la suite des blessures, il y a quelquefois une stupeur qui se rapproche de l'état dont je viens de parler. On connaît l'histoire de ce chevau-léger, cité par *Quesnay*, et qui répondit à la proposition qu'on lui faisait de retrancher la jambe fracturée : *Ce n'est pas mon affaire*. De tels malheureux sortent du sujet dont je m'occupe. La douleur pour eux ne saurait être utile, puisqu'ils sont incapables de la sentir.

Une école antique et illustre, celle qui fut fondée par Zénon de Citium, à la fin du quatrième siècle avant notre ère, s'élève contre l'utilité de la douleur, puisque, pour cette doctrine, la douleur est un phénomène entièrement étranger à la véritable nature de l'homme, et, à proprement parler, une anomalie. Je vais laisser l'auteur de l'article Stoïcisme de l'*Encyclopédie nouvelle* (de MM. Leroux et Reynaud), analyser l'étrange théorie des stoïciens, par rapport au point dont il est question.

« L'homme est pensée; là est toute sa nature, toute son essence; il est pensée et fonction spécifiquement identique de l'univers, en tant que le monde est pensée; donc il est pensée universelle, raison absolue; il est Dieu en tant que Dieu est pensée et volonté.

» L'homme est donc pensée universelle, idée générale, absolue; mais dans le système stoïcien, la pensée n'est pas le tout ni cause du tout; elle n'en est qu'une partie, partie corrélative, harmonique au tout. Or, dans ses rapports avec le tout, quelle est la loi de la pensée, sa destinée propre? savoir accepter tout ce qui est, se conformer à l'ordre des choses dans sa totalité.

» L'homme ou plutôt le sage est

donc parfait en soi et souverainement heureux ; et, en effet, à moins qu'il ne sorte de son essence, pour s'approprier ce qui n'est pas de lui ; à moins qu'il ne cesse d'être idée générale, de prendre toute chose sous telle condition qui lui est propre, comment souffrirait-il ? La maladie ou la pauvreté afflige son corps ; on l'outrage dans sa réputation : on le torture dans ses membres ; la mort lui ravit sa femme ! Qu'importe ; ses membres, sa femme, sa réputation, tout cela n'est pas lui ; tout cela, dans sa particularité, n'est rien pour lui, idée générale ; mais la raison de ces choses, leur nécessité, voilà tout ce qui correspond à sa nature propre, ce qui existe pour lui, ce qui est lui.

» Ainsi, être ce qu'il est, accepter ce qui est, en d'autres termes se maintenir absolument dans sa nature, et à l'intérieur, subir la marche fatale ou si souvent providentielle du monde; tel est le caractère fondamental de l'homme parfait ou du sage. Les stoïciens ont parfaitement résumé cela dans la formule suivante : *Abstine et sustine*, abstinence ou plutôt abstraction et impassibilité. La félicité suprême est tout entière là; en effet, dans la pensée stoïcienne, cette abstinence ne prive l'homme de rien ; elle est, au contraire, le développement absolu de sa nature propre. De même l'impassibilité, comme ils l'entendent, n'implique point le mal ; elle n'est pas la résignation à la souffrance, mais l'absence même de toute souffrance, véritable *apotheia*. »

Ces passages suffisent pour donner une idée complète du stoïcisme. Le lecteur a sans doute fait justice de ces principes exagérés, de ces aberrations mentales qui ne sont pas sans grandeur. Ces naufrages de la raison sont magnifiques, mais ce sont des naufrages. Voilà pourtant une philosophie qui a exercé sur le monde une influence prodigieuse et qui assista Sénèque aux derniers moments de sa vie.

Ce n'est pas à dire que Sénèque eût gardé dans leur intégrité les doctrines stoïciennes. Le philosophe romain ne croyait pas, lui, que la douleur fût hors de la nature de l'homme ; mais il professait, en lui donnant un autre sens, le dogme de l'impassibilité, et l'on sait comment il mourut. Son impassibilité ne consistait pas à faire ridiculement abstraction de la douleur ; elle consistait à la supporter courageusement et à en tirer profit. C'est ce dont on peut s'assurer en lisant ses admirables consolations à Sylvie, à Polybe, à Marcia.

Telle est aussi la philosophie de Cicéron, dans le second livre de ses Tusculanes (*De tolerando dolore*). Entrons ici dans quelques détails. — Il n'est pas de plus grand mal que la douleur, dit l'*auditeur* à Cicéron. — Pas même l'infamie? réplique aussitôt celui-ci. — A cette question l'interlocuteur se sent accablé et honteux de devoir rétracter son assertion. Avouons, cependant, avec Bouhier, que c'était là un homme bien facile à dissuader et à abattre. Il n'avait qu'à répondre que l'infamie n'est un mal que par la douleur morale qu'elle produit, et que cette douleur est comparable aux plus grands maux physiques. Nous aurions vu ce que Cicéron aurait répondu.

Le philosophe romain s'irrite des plaintes que le poëte fait exhaler à Philoctète

> Quand le poison malin qui pénètre ses veines
> Le livre sans relâche aux plus cuisantes peines ;

des gémissements d'Hercule, quand Déjanire, victime elle-même d'une erreur dont elle mourra, lui a fait mettre cette fatale robe de Nessus, sous laquelle il doit ressentir les horreurs de la brûlure sans cependant être consumé : et des angoisses, des cris de Prométhée, puni d'avoir usurpé le secret des Dieux, quand Eschyle lui fait dire :

Titans, race du ciel, etc.

Mais, ajoute-t-il, pourquoi nous élever contre les poëtes, lorsque des philosophes, tels qu'Aristippe, disciple de Socrate, Epicure et Hiéronyme le Rhodien, leur ont montré l'exemple ?

Mais nous n'avons pas encore dépassé le vestibule, et si fleuri qu'il soit par les soins de Cicéron, il nous faut entrer plus avant. Ici le grand écrivain s'élève tout à coup, et la vérité éclate.

En somme, dit-il, la douleur n'est pas le plus grand mal, mais est-elle un mal? Zénon, pourquoi me tromper? s'écrie-t-il. *Quid me decipis, Zeno?* Tu me dis que la douleur n'est pas un mal, et quand je te demande de m'expliquer cette étrange opinion, tu me réponds : *Rien n'est un mal que ce qui déshonore, que ce qui est un crime.* Ineptie! pitoyable réponse! *Ad ineptias redis.* Est-ce là ce que je te demande? Ai-je besoin d'apprendre que l'ignominie est un mal et le plus grand des maux? *Desine id me docere.* Ce que je te demande, c'est s'il m'est indifférent de souffrir ou de ne pas souffrir. *Très-indifférent,* réplique Zénon, *par rapport à la vraie félicité, qui ne consiste que dans la vertu.* C'est répondre comme tout à l'heure, avec des mots différents. Expliquons-nous donc sur la douleur. *Elle est à rejeter*, dit Zénon, *parce que c'est une chose triste, dure, fâcheuse, contre nature, difficile à supporter*. Mais tout cela veut dire qu'elle est un mal, reprend Cicéron, et ce vain amas de paroles ne signifie pas autre chose. Disons donc que la douleur est un mal, mais que ce mal n'est rien auprès du bien moral, de sorte que, guidés par ce sûr principe, nous ne ferons rien qui soit mal moralement pour éviter cet autre mal qui consiste dans la douleur physique. Oui, la douleur est un mal, et il faut qu'elle le soit, car si elle n'était pas un mal, il n'y aurait pas de gloire à en triompher. *Non nego dolorem, dolorem esse nego.* Je ne nie pas que la douleur ne soit la douleur; à quoi sans cela nous servirait le courage? Mais je dis que la patience, si c'est quelque chose de réel, doit nous mettre au-dessus de la douleur. A Sparte, ajoute Cicéron, les enfants, au pied de l'autel de Diane, sont frappés de verges jusqu'au sang; quelquefois même, comme on me l'a dit sur les lieux, jusqu'à la mort; et cela, sans que pas un d'eux ait jamais laissé échapper, je ne dis pas un cri, mais un gémissement. On voit, dans ce passage et dans ceux qui le suivent, combien l'antiquité grecque et latine avait été façonnée et influencée par la philosophie stoïcienne. Cicéron admire l'éducation des femmes spartiates, élevées non pas à l'ombre, dit-il, mais au libre soleil, dans la poussière, dans les jeux violents, dans les exercices de l'Eurotas. C'est la douleur, comme on voit, qui était le principal instituteur des Lacédémoniens. Et les gladiateurs? Tout couverts de blessures, dit Cicéron, qui ne cache pas l'admiration qu'ils lui inspirent, ils envoient demander à leur maître ce qu'il veut, prêts à mourir avec joie s'il est content; jamais le moindre d'entre eux a-t-il ou gémi ou changé de visage? quel art dans leur chute même, pour en dérober la honte aux yeux du public! Renversés enfin aux pieds de leur adversaire, s'il leur présente le glaive, tourne-t-il la tête? Voilà ce que l'exercice, l'expérience et l'habitude ont de pouvoir. Quoi donc!

Un Samnite, un brigand, le dernier des mortels...

pourra s'élever à ce degré de courage, et il y aura dans le cœur d'un homme né pour la gloire, un endroit si faible, que ni raison ni réflexion ne puisse le fortifier !... Quelle puissance dans cette argumentation !

Il y a deux âmes dans l'âme : l'une privée de raison, l'autre raisonnable. C'est à celle-ci de veiller sur celle-là et de la dominer. Quand l'âme privée de raison souffre et se lamente, l'âme raisonnable ou la raison doit lui imposer silence.

Voilà le stoïcisme de Cicéron, le véritable stoïcisme. Combien il diffère de celui de Zénon ! Pour être stoïque de cette manière, il n'est pas besoin d'être lettré. Le stoïcisme de Zénon est pitoyable, comme dit Cicéron. C'est le stoïcisme de la chicane et de la subtilité ; une sorte de stoïcisme qui ne peut avoir de résultat pratique, et qui porterait l'homme à se moquer de la philosophie plutôt qu'à en suivre les maximes. Le stoïcisme de Zénon n'est qu'une vaine théorie. Ce n'est pas lui qui animait cet autre Zénon, qui, ayant trempé dans une conspiration, aima mieux souffrir toutes sortes de tortures que de nommer ses complices au tyran. Ce n'est pas lui non plus qui aurait soutenu Anaxarque, disciple de Théocrite, lorsque, prisonnier de Nicocréon dans l'île de Chypre, il ne lui montra, selon les expressions de Cicéron, ni effroi ni répugnance pour aucun genre de supplice. Est-ce que ce stoïcien naturel, né au pied du mont Caucase, l'indien Calanus, qui, de son propre mouvement, se fit brûler vif (k), *indoctus ac barbarus*, pouvait avoir la moindre idée du stoïcisme zénonien, lorsqu'il se signala par cet acte effrayant d'un stoïcisme outré ? Qu'y avait-il dans cette âme ? La notion que le mal est un mal, la douleur une douleur, mais une force extrême pour dominer cette douleur, et l'annuler par l'annulation presque inconcevable de la sensibilité physique.

J'admire Posidonius, ce sage qui, horriblement tourmenté de la goutte, ne voulut pas que Pompée, *un si grand homme*, eût pris la peine de passer chez lui inutilement, et se mit, dans le lit où il souffrait, à discourir gravement, éloquemment, sur ce principe, *qu'il n'y a de bon que ce qui est honnête*. Je l'admire lorsque la douleur devenant plus vive, il s'écrie par moments : *Douleur, tu as beau faire ; quelque importune que tu sois, jamais je n'avouerai que tu sois un mal*. Cela est beau, cela est grand. Mais je l'admirerais davantage encore, et sans réserve, si, au lieu de ces paroles, il avait dit : *Douleur, tu es un mal affreux ! Douleur, tu as des griffes d'acier qui m'en-*

trent dans les os. Douleur, tu es importune et horrible, mais je te défie d'altérer ma raison.

Je ne puis vraiment résister au désir de citer ce dernier passage de Cicéron : « Regardez donc une âme qui s'est agrandie, qui s'est élevée jusqu'au plus haut point, et dont la supériorité brille surtout dans le mépris de la douleur ; regardez-la comme l'objet le plus digne d'admiration. Je l'en croirai bien plus digne encore, si, loin des spectateurs, elle ne veut que se plaire à elle-même. Rien de si louable que ce qui se fait sans ostentation et sans témoin : non que les yeux du public soient à éviter, car les belles actions demandent à être connues, mais enfin, le plus grand théâtre qu'il y ait pour la vertu, c'est la conscience. » Je plaindrais bien sincèrement un homme qui ne serait pas frappé d'admiration à la lecture de ce passage.

En définitive, Cicéron admet la douleur physique. Il ne nie pas qu'elle soit un mal ; mais il dit qu'elle n'est rien devant le mal moral, et que l'homme doit employer sa raison à se mettre au-dessus d'elle. Pourquoi faut-il que Cicéron n'ait point aperçu qu'un motif de tolérer la douleur, et un motif puissant, consiste dans l'utilité que l'homme peut en retirer! Quelles armes ce grand penseur nous eût fournies pour le développement et le triomphe de notre thèse!

Que d'exemples semblables à celui de Posidonius nous trouverions dans cette Grèce, à qui il fut donné d'étonner le monde par la réunion de toutes les vertus, de toutes les sciences et de tous les arts! Puisse-t-elle, délivrée aujourd'hui d'un joug odieux, renouer les nouveaux jours à l'ère antique, sous le règne d'un jeune monarque plein d'amour pour sa glorieuse patrie adoptive! Il y a là de grandes destinées. Qui sait ce qui résultera de l'écroulement qui tôt ou tard doit s'accomplir en Orient?

M. Cousin, dans l'*Argument philosophique du Philèbe*, pose cette question : Le plaisir est-il positif ou négatif; en d'autres termes, est-il par lui-même, ou n'est-il que la négation de la douleur? C'était là une question fort agitée du temps de Platon, et résolue par quelques-uns dans le dernier sens. Platon ne donne pas son avis sur ce point; seulement il se sert contre le plaisir des arguments familiers à ceux qui soutenaient qu'il n'est que la négation de la douleur. On comprend à quelle hauteur ce dernier phénomène se trouverait tout à coup élevé, s'il était vrai qu'il fût seul positif. Lui seul serait. L'autre phénomène, le plaisir, ne serait que son ombre. Mais on ne peut admettre cette opinion, et il importe de distinguer. Il y a certainement des plaisirs très-vifs qui sont essentiellement la négation d'une douleur. Mais il en est qui existent sans qu'aucune nuance de douleur les ait précédés. L'irritation qui porte l'homme à se reproduire, la soif, la faim, peuvent et doivent même être considérés comme autant de cris douloureux par lesquels nos organes accusent de pressants besoins. Ce sont là incontestablement des douleurs; et quand ces besoins sont satisfaits, il est évident que le plaisir qui accompagne cette satisfaction consiste essentiellement dans la cessation d'un besoin douloureux. Mais lorsque, par exemple, mes yeux viennent à s'ouvrir inopinément sur un charmant paysage, lorsque dans le même moment je respire un air embaumé des senteurs du printemps, j'éprouve un doux plaisir, qu'aucun malaise n'a précédé, qu'aucun besoin n'a déterminé. Resterait même à savoir si dans les plaisirs précédés de besoins impérieux, il n'y a pas quelque chose de plus que la matérielle satisfaction du besoin. Il serait honteux, je le déclare, de proclamer qu'il n'y a qu'une satisfaction de ce genre dans le rapprochement de deux êtres qu'un mutuel amour entraîne l'un vers l'autre. Et s'il y a quelque chose de plus, ce quelque chose n'est pas la négation du besoin, puisque ce n'est pas le besoin qui le produit.

L'idéale perfection de l'être, dit encore l'illustre philosophe français, dans une autre partie du même écrit, c'est l'équilibre. Aussitôt que l'équilibre se dérange, il y a peine; quand l'équilibre se rétablit, il y a plaisir; le désordre est l'origine de la douleur; le retour à l'ordre est celle du plaisir. S'il en était ainsi, le plaisir serait passif, indirect, ou, comme je le disais plus haut, négatif. En effet, pour qu'il fût, il faudrait que l'équilibre eût été préalablement dérangé, et qu'il y eût eu peine ou douleur. Mais non; il y a certainement un plaisir qui n'est pas celui de la pondération des éléments. Au surplus, la santé c'est l'équilibre par excellence, l'équilibre physiologique, visible, matériel; à ce titre, comme nous avons vu la douleur concourir dans certains cas au rétablissement de la santé, il en résulte que, souvent, au lieu d'être le signal de la cessation de l'équilibre, elle est un moyen de le rétablir.

Si, jusqu'ici, dans ces additions, j'ai paru m'éloigner en quelque chose des opinions de l'auteur du *Discours*, je me hâte de le déclarer, les faits que j'ai invoqués contre la doctrine absolue de l'utilité de la douleur sont purement exceptionnels; ils n'infirment pas la règle, et l'on ne serait pas fondé à en tirer une conséquence contraire à celle du professeur italien. Je puis donc, nonobstant ces faits, me constituer avec lui le panégyriste de la douleur. La seule différence entre lui et moi, dans cette question intéressante, c'est que j'aurai tenu compte de quelques exceptions.

Et qu'aurais-je donc à craindre lorsque je me déclare le panégyriste de la douleur? Est-ce donc là un paradoxe? Je le veux bien, à condition toutefois que, dans la meilleure et la plus philosophique acception de ce terme, *paradoxe* voudra dire, non pas erreur, mais seulement vérité étrange, peu connue ou hardie. Combien de philosophes, d'orateurs, de naturalistes, de poëtes, de médecins, tels que Zénon, Platon, Cicéron, Sénèque, Catulle (*l*), Ovide (*m*), saint Augustin, Helvétius, Chateaubriand, Voltaire,

Foscolo, Sylvio-Pellico, Rousseau, Condillac, Buffon (n), Boërhaave, Cardan, Cabanis, M. A. Petit, Bilon, Pinel, Réveillé Parise, Renauldin, etc., ne faudrait-il pas accuser d'hérésie philosophique, si c'en était une que de proclamer la suprême utilité de la douleur?

Qu'y a-t-il d'étonnant, d'ailleurs, à faire l'éloge de la douleur, quand Érasme a fait celui de la folie, Coquelet celui de la goutte, Salangre celui de l'ivresse, Rousseau celui de l'ignorance, Favorin celui de la fièvre, etc., et quand un des professeurs les plus distingués de la faculté de Paris,

M. Fouquier, premier médecin du Roi, s'est signalé dans sa thèse inaugurale par l'étude des avantages qui résultent d'une constitution délicate?

Saint Augustin, que je viens de citer plus haut, s'exprime de la manière suivante dans ses Confessions :

« C'est toujours par quelque sorte de douleur que l'on achète les plaisirs même les plus ordinaires de la vie. » Il cite l'exemple d'un général d'armée qui, recevant les honneurs du triomphe, est d'autant plus heureux que les combats qui lui ont valu cette récompense ont été plus périlleux. Voici un fait contemporain qui a de l'analogie avec le précédent : un officier d'un grade élevé est obligé d'accepter un horrible duel ; les armes sont chargées ; la distance n'est que de trois pas entre les deux adversaires. La mort aura donc peu de chemin à parcourir et frappera à coup sûr. Une pièce de monnaie est jetée en l'air ; la vie de l'un des deux hommes va dépendre de la manière dont cette pièce tombera, et de l'inspiration de l'un des témoins. L'angoisse est à son comble. Il est permis au plus brave de trembler en un pareil moment. Le sort a parlé : c'est à l'officier de tirer. L'adversaire tombe foudroyé, et le vainqueur, oubliant tout, hormis le péril qu'il vient de courir, se retourne, aperçoit sa famille pleine d'anxiété, à laquelle il avait fait des adieux qui pouvaient être éternels; il court, se jette dans les bras de ses proches, et verse des larmes abondantes pleines d'une joie indicible, que la pensée de la mort qu'il vient de donner à un de ses semblables ne saurait même troubler; plus tard, cette pensée obscurcira son esprit, et bien qu'il ait essayé de tous les moyens honorables pour éviter une extrémité, cette image d'un homme qui a reçu la mort de ses mains se représentera douloureusement à lui.

Mais dans ce moment où il vient d'être menacé dans sa propre vie, il est tout à la joie de l'avoir conservée. Il n'est pas, je crois, de plus poignante douleur que celle de quitter, jeune et fort, la vie, et de comprendre que le regard qu'on jette sur la nature est peut-être le dernier. S'il en est ainsi, il ne doit pas y avoir de plus grand bonheur que de passer dans un court espace de temps de la menace imminente de la mort à la certitude de vivre. On cite des individus dont les cheveux ont blanchi dans une nuit par l'effet de la violente commotion que leur avait fait éprouver l'annonce de leur fin prochaine. L'histoire contemporaine cite des personnages illustres à qui cela est arrivé, à une odieuse époque où la hache révolutionnaire décimait à plaisir toutes les classes de la société.

C'est dans cette pensée de la mort, et si je puis dire dans son imminence, que je trouve essentiellement l'efficacité et l'horreur de la peine capitale. Quel affreux serrement de cœur dans cette parole que Lacenaire adresse à son complice, à travers la froide cloison qui sépare leurs cachots, la veille de leur exécution : *Avril, la terre sera bien froide cette nuit!*

La peine de mort n'a pas toute l'efficacité désirable, parce qu'il est impossible qu'un homme se fasse une juste idée des impressions ressenties par un autre; mais je suis convaincu qu'un homme serait définitivement corrigé, quelle que fût sa nature, si, conduit jusqu'au pied de l'échafaud, il y recevait sa grâce. Qu'on voie les terribles angoisses morales qu'éprouve alors le coupable dans le livre de notre grand poëte Victor Hugo, *le Dernier jour d'un condamné.*

Anciennement, les supplices étaient cruels; je trouve une explication simple et naturelle de ce fait, dont je ne puis accuser le temps dans lequel il se produisit; ce qui avait lieu d'ailleurs autrefois, dans les pays aujourd'hui civilisés, s'observe encore à notre époque dans les contrées barbares : on ne connaît que trop les horribles usages des Arabes, non-seulement envers nous, mais encore envers les leurs, quand ils sont en guerre. N'avons-nons pas lu dernièrement, dans les journaux, qu'Abd-el-Kader venait de faire couper les pieds et les mains au caïd d'une tribu et à tous ses enfants mâles? Il faut nécessairement que les moyens d'intimidation se proportionnent au degré spécial de sensibilité chez les peuples, qui est en raison de leur développement intellectuel et moral. L'homme qui ne connaît pas la vie dans les joies raffinées qu'elle peut procurer, qui ne se doute pas des plaisirs variés que la culture de l'esprit et les arts de la civilisation peuvent faire ressentir, ne craint pas la mort autant que la craindra l'homme policé. Le sacrifice de la vie pour l'un de ces hommes est infiniment moindre que pour l'autre, et la punition par laquelle il sera condamné à ce sacrifice, sera beaucoup moins propre à l'intimider et à le retenir dans ses manifestations vicieuses qu'elle ne le sera à intimider et à retenir le second. C'est ainsi que pour lui, on sera obligé d'aggraver la mort et d'inventer des supplices dont la seule idée nous révolte.

En France, on a si bien senti qu'il était inutile d'ajouter la douleur physique à la mort, que Louis XVI a supprimé la torture, et que, récemment, nos législateurs ont rayé du code criminel l'usage encore barbare de la marque et de l'excision du poignet des parricides.

L'on s'est beaucoup occupé de la question de savoir si le supplice usité chez nous pouvait être suivi, pendant un instant encore, d'une sensation douloureuse. Les auteurs ne sont pas d'accord sur ce point. Mais les expériences physiologiques sur les animaux vivants ont parlé, et la question me paraît tranchée dans le sens de la négative. Le système nerveux, dans la décapitation, est atteint dans le point que l'on a désigné sous le nom de *moelle allongée;* or, c'est là, à proprement parler, le nœud vital. Divisez la moelle dans cet endroit, et l'animal, sujet de l'expérience, tombe foudroyé. Des cas extraordinaires de chirurgie confirment d'une manière éclatante ces données de la physiologie expérimentale. Un homme, dont l'histoire est rapportée par un auteur anglais, tombe sur la tête; il éprouve une commotion; on le traite, on le croit guéri; il va sortir de l'hôpital. Au moment de mettre le pied hors de la salle, il se retourne pour saluer le directeur, et il tombe privé de vie, avec la rapidité et l'instantanéité de l'éclair. A l'autopsie, on voit qu'une esquille de l'os occipital qui jusque-là avait été maintenue en place, s'est détachée par le mouvement brusque et forcé que l'individu a effectué, et a intéressé la moelle allongée. Ainsi, la mort est immédiate dans la décapitation. J'ajouterai que la lourde chute de la tête détermine nécessairement une commotion de la masse cérébrale, qui suffirait pour amener la perte absolue du sentiment, abstraction faite de la solution de continuité du système nerveux, et de l'hémorrhagie.

Sœmmering avait prétendu que la pensée vit tout entière après la décollation, et que la puissance pensante entend, voit, sent et juge après la séparation de la tête. M.-J.-J. Sue a même été jusqu'à préciser la durée de la douleur. Cabanis, Léveillé et Petit réfutèrent ce paradoxe avec un succès complet; et plus tard le docteur Renauldin, ancien médecin militaire, partageant l'opinion de ces savants physiologistes, a dit avec raison, que le cerveau et le cœur vivent dans une étroite dépendance, et que l'action de l'un étant absolument nécessaire à l'accomplissement des fonctions de l'autre, la vie doit cesser à l'instant même où le premier ne reçoit plus le sang lancé par ce dernier [1].

Mais me voilà bien loin du point de départ de cette digression, et je reviens sur mes pas.

Je citais les écrivains qui ont envisagé la douleur au point de vue de sa

[1] *Dictionnaire des Sciences médicales*, t. X, p. 213.

haute utilité, et je nommais l'immortel auteur du *Génie du Christianisme*, d'*Atala*, de *René* et des *Martyrs*. M. de Châteaubriand, en effet, s'occupe de la douleur dans beaucoup d'endroits de ses ouvrages, avec cette puissance de style et cette élévation de pensée qui sont le propre du génie; il va même jusqu'à se plaindre de l'impuissance de l'homme à souffrir longtemps, et il voit dans cette impuissance le signe le plus certain de la stérilité, de l'indigence et de la misère du cœur humain; — je cite ses propres expressions.

« Au point de vue du christianisme,

l'utilité de la douleur ne saurait avoir de preuve plus éclatante que la passion de l'homme-Dieu, livrant son front aux épines de la couronne ironique, sa lèvre desséchée au breuvage amer, son flanc à la lance du centurion, ses membres aux tortures de la croix, et souffrant toutes ces douleurs horribles pour le rachat de l'humanité péche-resse. Admirable, prodigieux, ineffable dévouement auquel, abstraction faite des sacrés témoignages, une pensée surtout porte à croire, c'est que pour l'inventer il aurait presque fallu — un Dieu.»

Il est des cas dans lesquels la douleur, prenant une place immense dans la vie, et absorbant à son profit toutes les facultés d'un être, se nourrit d'elle-même et recherche avec avidité les moyens de se perpétuer ; elle est utile alors... elle devient une poignante consolation. L'âme humaine est réduite ainsi au bonheur amer de souffrir. Nous en avons d'augustes exemples : un jeune prince, l'espoir et l'orgueil de la France, tombe victime d'une épouvantable destinée, et se brise le crâne sur une grande route, allant remplir un pieux devoir. Aussitôt, sous l'inspiration d'une volonté religieuse, les pavés sur lesquels la chute a eu lieu sont enlevés, et deux femmes qui ont des droits pareils à pleurer l'illustre mort, s'enquièrent des moindres objets qui ont le mérite inappréciable de l'avoir touché à ses derniers moments. L'humble demeure dans laquelle la mort trop certaine a achevé son œuvre, malgré les soins de l'art éploré, consacrée, pour ainsi dire, par le dernier souffle qu'elle a recueilli, deviendra une église. Un autel s'élèvera à la place du triste grabat, et une mère, une épouse, une tante, deux sœurs, dans une douloureuse émulation, se partageront la tâche de faire de leurs mains les ornements du temple funèbre. Puisse, du moins, une douleur aussi légitime trouver enfin, dans sa propre exaltation et dans les sympathies publiques, un adoucissement, une consolation ; et puissent de saintes existences, que bénissent chaque jour tant d'infortunes, ne pas en être abrégées !

Puisque j'ai été conduit par mon sujet à parler de l'horrible catastrophe qui nous a tous frappés dans la personne d'un prince si populaire, qu'il me soit permis d'ajouter le tribut de ma douleur particulière à celle dont la France entière a donné la manifestation la plus éclatante.

Ce prince avait une âme si belle, une intelligence si élevée, un commerce si franc, une affabilité si cordiale! Sa devise était : *Tout pour la France.*

Ses connaissances étaient aussi étendues que variées. Il avait même appris, comme on le voit dans la relation si probante du docteur Marchal (de Calvi) [1], l'anatomie et la chirurgie extemporanée. Pendant dix mois il avait disséqué, aux Invalides, étant duc de Char-

[1] Relation chirurgicale de la mort de son Altesse Royale Monseigneur le duc d'Orléans, prince royal. (Extrait des Annales de la Chirurgie française et étrangère.)

tres, sous la direction de mon ami le docteur Pasquier fils, depuis son chirurgien. Il aimait le corps des officiers de santé militaires, qu'il avait vus à l'œuvre dans l'Algérie, et dont il appréciait si bien le dévouement et le courage.

Pourquoi faut-il que cet excellent prince n'ait apparu que comme un brillant météore, pour nous donner des regrets éternels!

C'est moins dans un intérêt d'amour-propre que pour faire connaître sa tendre sollicitude pour le soldat, que je vais rapporter une lettre qu'il a eu la bonté de m'adresser au sujet de l'envoi de ma Statistique médicale de l'hôpital militaire du Gros-Caillou, qu'il a daigné accepter en 1842.

Monsieur,

Monseigneur le duc d'Orléans me charge de vous exprimer tous ses remercîments pour l'envoi que vous avez bien voulu lui faire de votre *Statistique médicale de l'hôpital militaire du Gros-Caillou*. Ce livre, qui atteste un zèle de chaque jour dans l'observation et le traitement des maladies les plus fréquentes parmi les troupes, et qui résume pour l'administration sanitaire beaucoup de renseignements précieux, avait droit à tout l'intérêt du Prince Royal.

C'est avec une vive satisfaction que S. A. R. voit l'humanité et la science concourir dans vos travaux à améliorer la santé du soldat.

Recevez, etc.

Le secrétaire des commandements du Prince Royal,

BOISMILON.

Parmi les faits nombreux qui prouvent l'utilité de la douleur, il en est encore un d'une réelle importance, et dont il n'a pas été question jusqu'ici.

La douleur, en effet, est un moyen de reconnaître si un individu supposé mort est réellement mort, ou s'il ne reste pas encore une étincelle sous cette cendre en apparence refroidie. Combien de gens, effrayés de ces récits affreux, dont plusieurs sont parfaitement authentiques, de morts vivants ressuscités dans la tombe, stipulent, dans l'acte de leurs dernières volontés, l'obligation pour leurs héritiers de leur faire brûler ou inciser certaines parties du corps, persuadés qu'ils échapperont ainsi à l'horrible possibilité d'être ensevelis vivants! Je tiens d'un de mes amis, que M. B***, ancien procureur général à la Cour royale de Paris, celui-là même qui se signala, au commencement de la Restauration, dans un procès à jamais célèbre et regrettable, avait fait promettre à son médecin, qu'à sa mort, celui-ci lui inciserait la plante des pieds dans toute sa longueur. Si l'avidité, dit M. le docteur Vigné, dans son remarquable *Traité de la mort apparente*, n'avait pas été s'exercer jusque dans l'asile sacré de la mort, telle personne à laquelle on a coupé le doigt pour voler une bague qu'on y avait laissée, aurait succombé aux plus horribles tourments.

Il ne faudrait pas croire cependant que l'insensibilité la plus absolue soit une preuve certaine de la cessation de la vie. Voici un fait emprunté au livre de M. Vigné, qui montre qu'on aurait tort d'accorder à ce signe une confiance sans réserve. M. B***, habitant de Poitiers, tomba tout à coup dans un état qui ressemblait à la mort. On employa sans relâche toutes sortes de moyens pour le rappeler à la vie. On lui disloqua, à force de les tirailler, les deux petits doigts des mains, et on lui brûla la plante des pieds; mais tout cela n'ayant paru faire sur lui aucune impression, on le crut décidément mort, et l'on fit des dispositions pour l'enterrer. Comme on allait le mettre dans le cercueil, quelqu'un conseilla de le saigner aux deux bras et aux deux pieds tout à la fois, ce qui fut exécuté sur-le-champ, et avec tant de succès, que le prétendu mort revint de sa léthargie, au grand étonnement de tous les assistants, et se rétablit si bien, qu'il a vécu plus de trente ans après cet accident. Lorsque la connaissance lui fut revenue, il assura qu'il avait entendu très-distinctement tout ce que l'on avait dit, et que toute sa crainte était qu'on ne l'enterrât vivant.

Voilà donc un cas dans lequel des pratiques très-douloureuses n'ont pu donner lieu à aucune manifestation vitale chez un individu qui n'avait que l'apparence de la mort. C'est même, pour le dire en passant, sur ce fait et sur des faits semblables, que M. Vigné se fonde pour proscrire l'emploi de ces pratiques, qu'il regarde comme insuffisantes, et qui, si le sujet revient à la vie, ajoutent à ses maux.

Il n'est pas moins vrai que, dans l'immense majorité des cas, la douleur est un moyen certain de reconnaître si l'individu que l'on a sous les yeux a réellement succombé, ou s'il n'offre que l'apparence de la mort.

Ces considérations sur la douleur pourraient être beaucoup plus étendues, car je ne sache pas qu'il puisse exister de sentiment, de passion, de volonté, qui ne donne lieu à des sensations douloureuses ou agréables. On trouve dans un grand nombre d'auteurs des faits multipliés qui se rattachent à la douleur et au plaisir, comme sensations qui se succèdent. Des moralistes ont écrit sur la manière dont le sage doit considérer les peines de la vie, et même en tirer profit. Pierre

Grevel, Jean Juncker et plusieurs autres hommes illustres ont traité cet intéressant sujet. Il existe, en outre, dans les annales médicales, un grand nombre d'écrits où l'on fait l'éloge des souffrances humaines. Des faits curieux, faute d'être réunis et monographiés, si je puis m'exprimer ainsi, sont perdus pour la science. Il est cependant des moments dans la vie où, par la connaissance de faits de ce genre, nous sommes trop heureux d'être ramenés à des principes de haute philosophie qui sont pour nous la source de véritables consolations.

De même que le plaisir, la douleur est un des éléments de notre conservation, à laquelle on peut dire qu'elle concourt même plus que ce dernier. Si le plaisir, a dit le docteur Renauldin, nous donne la conscience du bien-être de la vie, la douleur nous avertit des dangers qui peuvent la compromettre. L'un nous fait aimer l'existence, l'autre nous donne une salutaire frayeur de la perdre. Qui n'a lu ces beaux vers de Voltaire :

. ... C'est de la douleur même
Que je connais de Dieu la sagesse suprême ;
Ce sentiment si prompt dans mon cœur répandu,
Parmi tous les dangers sentiment assidu,

D'une voix salutaire incessamment nous crie :
Ménagez, défendez, conservez votre vie.

L'un de nos plus spirituels et plus judicieux physiologistes, M. Réveillé-Parise, dans son intéressant ouvrage sur la *physiologie* et *l'hygiène des hommes livrés aux travaux de l'esprit*, dit « qu'il est des sensations pénibles qui ne sont pas sans charmes; à l'extrême du plaisir commence la douleur. Celle-ci, comme on le voit, est nécessaire et indispensable à l'ordre des fonctions; car c'est l'élan du principe conservateur, le signal et le cri de l'organe souffrant; en définitive, il n'est pas démontré quel est le plus utile à l'homme, du plaisir avec ses roses, ou de la douleur avec ses épines[1]. »

Je termine ici mes additions; car il faut en finir avec un sujet inépuisable. Il m'est permis, je crois, de déclarer maintenant que, par son discours, le professeur Mojon a rendu un véritable service, en cherchant à substituer au désespoir qui s'emparerait de l'esprit, en face de la douleur seule, la

[1] *Physiologie et hygiène des hommes livrés aux travaux de l'esprit*, ou recherches sur le physique et le moral, les habitudes, les maladies et le régime des gens de lettres, artistes, savants, hommes d'état, etc.; 4e édition Chez Dentu, Palais-Royal.

consolation qui naît des services que cette douleur peut rendre. C'est surtout au point de vue du perfectionnement moral de l'homme que la douleur est utile.

Quoi de plus magnanime et de plus touchant que le chrétien qui rapporte à Dieu ses souffrances et le bénit de les lui avoir infligées? Rien n'est plus digne d'admiration que le spectacle d'un sage opposant une force d'âme inébranlable aux coups de l'adversité. C'est ce qu'a bien compris, à mon avis, et c'est par là que je terminerai, l'auteur du livre si moral intitulé : *Le vicaire de Wakefield*.

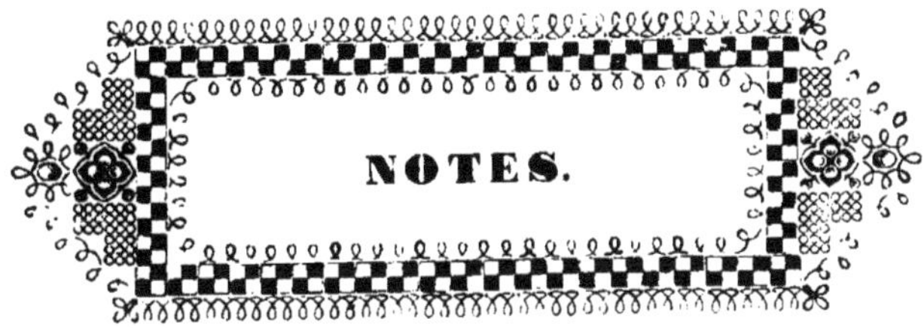

Note (*a*).

La jalousie, dans l'espèce humaine, est un sentiment aussi complexe qu'il est douloureux. L'auteur n'a voulu parler que de la jalousie par amour, et ne l'a envisagée que comme une passion qui tend à ennoblir les races; mais cette action, toute instinctive, n'est pas seulement celle qui nous domine. De tous les sentiments moraux, il n'en est pas de plus commun, de plus douloureux et de plus variable par les causes qui le déterminent. La jalousie consiste non-seulement dans le désir de posséder pour l'amour de soi, mais dans la peine qu'on éprouve du bonheur d'autrui. Aucune passion n'a plus d'empire sur notre organisme, qu'elle attaque par tous les points : elle trouble l'intelligence, elle atonise les organes digestifs, elle affaiblit les forces physiques, et, arrivée à ce degré, elle cause presque autant d'accidents que la nostalgie, dont j'ai fait connaître les tristes effets dans ma *Statistique médic. de l'hôpital du Gros-Caillou*, p. 237, in-8°, 1842. Ne savons-nous pas que la jalousie des enfants en bas âge entre eux est une cause de consomption et de mort ? L'illustre Corvisart rapporte, à ce sujet, un exemple remarquable de la jalousie d'une petite fille de trois ans pour un jeune frère avec lequel elle partageait les caresses de ses parents. Cette petite fille était arrivée à un état de consomption presque désespéré, lorsque ce grand praticien fut consulté et ordonna d'éloigner le jeune frère et de redoubler de caresses envers sa sœur, qui ne tarda pas à recouvrer, par ce seul moyen, la santé la plus florissante. CORVISART, trad. d'AVENBRUGGER, *Sur la percussion de la poitrine*, p. 199. J'ai, par-devers moi, nombre de faits du même genre, et que je crois inutile de relater, tant ce cas est commun.

Ces deux genres de douleurs, produites par la jalousie et la nostalgie, ne se détruisent que par la possession ou l'accomplissement de ce qu'on désire. Chose remarquable, c'est qu'ensuite les plus grands désordres physiques disparaissent comme par enchantement; une fleur flétrie par un soleil brûlant n'est pas plus promptement rappelée à la vie par une douce pluie de printemps.

Note (*b*).

Pour bien apprécier la valeur de cet axiome physiologique, il faut se reporter à l'ouvrage du comte Verri, *Sull' indole del piacere e del dolore*. Cet auteur n'admet aucune sensation agréable sans qu'elle ait été précédée de quelque sensation douloureuse.

Montaigne (*Essais*, livre I, chap. III, p. XIV) dit qu'Aristote, qui remue toutes choses, s'enquiert, sur le mot de Solon, que : *nul avant mourir ne peut estre dict heureux*, et lui-même pense que tout bien n'est que la privation du mal.

Cardan avait exprimé la même idée longtemps auparavant, par cette sentence : *Voluptas consistit in dolore precedenti sedato.* Le chevalier *Marini*, dans son poëme l'*Adone*, dit :

> Figlie son' del dolor le gioje estreme,
> E del frutto, del riso, il pianto è seme.
>
> Chant XIV.

Nous retrouvons la même pensée dans le *Spectateur anglais* : *There is nothing truly valuable which can be purchased without pain.*

Note (c).

Dans les *Mélanges philosophiques des Poëtes taliens*, t. Ier, cette pensée est reproduite dans les passages suivants :

Non è sana ogni gioja,
Ne mai ciò che v' annoja :
Quello è vero gioire,
Che nasce da virtù dopo il soffrire.

GUARINI, *Pastor fido.*

Per maggior d'ogni diletto
Se da un' anima si spande
Quand' oppresso è dal timor,
Qual piacer' sara perfetto,
Se convien' per esser grande
Che commincia dal dolor.

METASTASIO, *Demofonte.*

Non so che sia contento
Chi non provò il dolor.
La spina del tormento
Fa delle gioje il fior.

V. MONTI.

Silvio Pellico disait, à la veille de son arrêt de mort, enfermé qu'il était dans les cachots de Venise : *Che la religione gli faceva una certa volutta del dolore, la compiacenza di non soggiacere, di vincere tutto.* (*Le mie Prigioni*, chap. XXVI.)

Note (*d*).

J'ai cru devoir rapporter à cette occasion les beaux vers suivants, tirés des ouvrages de Gray.

See the wretch that long has tost
On the thorny bed of pain,
At length repair his vigour lost,
And breathe and walk again.
The meanest flower of the vale,
The simplest note that swells the gale,
The common sun, the air, the skies,
To him are opening paradise.

Note (*e*).

Cette pensée est souvent reproduite dans les ouvrages philosophiques de Platon, de Cardan, de Montaigne, de Locke, de Verri, etc. Qui ne sait que nos douleurs se transforment, après plus ou moins de temps, en souvenirs agréables? *Et hæc meminisse juvabit.*

Note (*f*).

A ce sujet, je crois devoir mentionner le passage suivant extrait *delle ultime lettere di Jacobo Ortis* par *Foscolo*. — *Ben piu il timor della bassezza che l'amor della virtù m'ha trattenuto sovente di quelle colpe che sono rispettate ne' potenti, tollerate ne' piccoli, ma che per non lasciare senza vittime il simulacro della giustizia sono punite ne' miseri.*

Note (g).

And her own she learned to melt at others wot.

GRAY.

Non ignara mali, miseris succurrere disco.

VIRGILE.

Note (h)

La colère, qui est une forme de la douleur, d'après les péripatéticiens, nous a été donnée par la nature pour notre bien; ils disaient que c'est une passion naturelle comme tant d'autres, qu'elle a un effet, un but utile. Ce n'est pas seulement à la guerre qu'elle est bonne; mais dans les occasions difficiles, elle fait croire à beaucoup d'énergie; elle simule le courage: « L'orateur même, a dit Cicéron, soit qu'il attaque, soit qu'il défende, a besoin d'être armé de son aiguillon, et, ne fût-il pas en colère, il doit feindre d'y être, pour venir à bout d'inspirer les mêmes sentiments à ses auditeurs, par la véhémence de ses paroles.» (Cicér. *Quæst.* lib. IV, § XIX.) Enfin, selon les philosophes péripatéticiens, c'est n'être pas homme que de ne savoir pas se fâcher, et ce que nous appelons douceur, ils l'appellent indolence. La crainte, qui comprend l'effroi, le saisissement, le trouble, la timidité, la honte, l'épouvante, est, à mon avis, un sentiment douloureux, dépendant de l'organisme; on a prétendu qu'ôter la crainte aux hommes, ce serait les exposer à enfreindre les lois; mais c'est un des sentiments instinctifs qu'on ne dompte pas comme on veut; la nature, dans ce cas, est souvent plus forte, plus impérieuse que la volonté.

Les passions vives, quelles qu'elles soient, sont toujours déterminées par un grand développement d'activité d'une faculté quelconque. Cet axiome physiologique est pour nous sans réplique. (*Lois Physiol.* du docteur Mojon,

2e édit., etc., trad. par le baron Michel, in-8°, 1842.)

Note (i).

Montaigne dit : « Oultre la femme romaine,
» qui mourut surprinse d'ayse de veoir son fils
» revenu de la route de Cannes, *Sophocles* et
» *Denys le Tyran* qui trespasserent d'ayse, et
» *Talva* qui mourut en Corsegue, lisant les nou-
» velles des honneurs que le sénat de Rome lui
» avait decernés ; nous tenons, en notre siecle,
» que le pape *Leon* dixiesme, ayant esté adverti
» de la prinse de Milan qu'il avoit extremement
» souhaitée, entra en tel excez de ioye, que la
» fiebvre l'en print et en mourut ; et pour un
» plus notable tesmoignage de l'imbecillité hu-
» maine, il a esté remarqué par les anciens
» que *Diodorus* le dialecticien mourut sur-le-
» champ, esprins d'une extreme passion de

» honte pour en son eschole et en public, ne » se pouvoir desvelopper d'un argument qu'on » lui avoit faict.» (*Essais de Montaigne*, liv. Ier, chap. III.)

Voici ce que nous avons lu dans l'*Histoire des Papes* (t. IV, p. 417) : « Les succès furent heureux pour le pape Léon X, et l'on dit qu'il mourut de joie en apprenant le mauvais état des affaires des Français. Sa mort ne fut pourtant pas subite, et fut causée par une fièvre qui dura quelques jours ; ce qui fait douter qu'il soit en effet mort de plaisir : car ceux qui meurent de joie meurent tout à coup, opprimés, selon toutes les apparences, par une trop grande affection de sang dans les ventricules du cœur. Si l'on résiste aux premières impressions d'une grande joie, comme fit ce pape, on s'en porte mieux dans la suite, bien loin qu'on se trouve saisi quelque temps après d'une fièvre dangereuse, lorsque d'autres raisons ne le causent pas. Quoi qu'il en soit, Léon X mourut le 1er décembre 1521, âgé de quarante-quatre ans. Quelques historiens disent qu'on l'empoisonna. »

Je n'accepte pas la théorie médicale qui vient d'être exposée ; mais il n'est pas moins vrai qu'il n'y a pas de certitude relativement à la cause indiquée de la mort de Léon X.

Toutefois les exemples de mort causée par la joie ne sont pas rares ; l'histoire, comme nous l'avons déjà vu, en fournit un grand nombre. *Chilon*, de Lacédémone, mourut de joie en embrassant son fils, vainqueur aux jeux olympiques. *Chrysippe*, voyant un âne manger des figues dans un plat, et ayant dit à sa servante de servir à cet âne du vin dans une coupe, se prit à rire si fort qu'il mourut sur-le-champ. *Zeuxis* mourut à force de rire, en voyant une vieille qu'il avait peinte. Une dame de Châteaubriand mourut de joie en embrassant son mari au retour des croisades. (*Hist. de Bretagne* du P. Lobineau, liv. II.)

Je rapporte les expressions que Voltaire prête

à Nérestan, quand il décrit à Zaïre les funestes effets d'une joie inattendue :

. . . . . Il touche à son heure dernière,
Sa joie, en nous voyant, par de trop grands efforts,
De ses sens affaiblis a rompu les ressorts,
Et cette émotion dont son âme est remplie
A bientôt épuisé les sources de la vie.

On retrouve la même pensée dans les vers suivants de Métastase :

Quanto è più facile
Che un' grand diletto
Giunga ad uccidere,
Che un grand dolor.

Autre part, il dit encore :

. . . Oppresso il core,
Del contento impensato
Niega alla vita il ministero usato.

Chose remarquable, les morts subites causées

par la douleur sont, au contraire, fort rares : *Cornélie*, veuve de Pompée, se reproche dans *Lucain* de ne pouvoir mourir par la force de sa seule douleur (*turpe mori post te solo non posse dolore*). *Pompeia Græcina* pleura, dit-on, pendant quarante ans la mort de Julie, fille de Drusus. Les larmes, en général, semblent calmer les douleurs morales. Il n'est cependant pas sans exemple qu'une forte douleur morale ait été une cause de mort. On dit qu'*Horace* succomba à la douleur quelques jours après la mort de *Mécènes*. *Louis, comte de Montpensier*, étant allé visiter le tombeau de son père à Pouzzol, fut saisi d'une si vive douleur qu'il fut pris d'une fièvre dont il mourut.

Note (j).

La catalepsie a été considérée par tous les auteurs comme une maladie nerveuse ; les uns l'ont confondue avec le tétanos et l'hystérie, les autres en ont fait une débilité comateuse, une sorte d'apoplexie ; enfin, notre célèbre Pinel l'a classée avec raison parmi les névroses.

Cette maladie *sui generis*, dont on ne connaît vraiment ni les causes réelles ni la méthode curative rationnelle, est encore recouverte d'un voile qui n'a pu être déchiré entièrement. On sait qu'elle consiste dans une suspension momentanée de l'exercice des sens, que les yeux sont insensibles à la lumière, que l'ouïe ne perçoit aucun son, que le tact est nul ; l'odorat est peut-être le seul sens qu'on puisse réveiller par des odeurs fortes ; les muscles ne ressentent plus l'action de la volonté, et les parties frappées de stupeur restent le plus souvent dans l'état où l'accès les a trouvées ; la respiration se fait lentement, elle suit la marche de la circulation, qu'on entend à peine et qui semble s'exercer péniblement. On a cru devoir distinguer plusieurs espèces de catalepsie, d'après leurs causes présumées ; mais ces distinctions ne peuvent jeter aucune lumière sur le meilleur mode de traitement.

Quelle que soit la cause qui détermine la catalepsie, la nature seule fait tous les frais de la guérison.

J'ai vu, à Rome, deux cas de catalepsie très-remarquables, l'un à la suite d'une joie indicible causée par la vue d'un objet adoré, et l'autre par une extase religieuse à la suite d'une grande douleur. Le premier eut lieu chez une jeune femme de vingt ans : il se déclara inopinément, dura six heures, se termina par un fou rire suivi d'abondantes larmes ; puis la personne devint d'une pâleur extrême, et resta faible pendant plusieurs mois. Le second se présenta chez une femme de vingt-cinq ans qui venait de perdre un enfant unique, et à laquelle un ecclésiastique donnait toutes les consolations que la religion peut procurer, en lui offrant l'image du Christ à baiser. J'ai appris que cette dernière malade avait perdu la raison à la suite d'accès répétés de catalepsie, à laquelle se joignaient des attaques nerveuses épileptiformes.

Ainsi, un excès de joie et une grande douleur ont amené une maladie de même nature. Il ne peut rester aucun doute sur le siége primitif de ce mal, qui se trouve complétement dans le système nerveux cérébro-rachidien.

Ovide dit que Niobé, après qu'elle eut vu périr sa famille, resta immobile par suite de la force de la douleur qu'elle en éprouva. Nous nommerions de nos jours cet état une vraie catalepsie.

Note (*k*).

Lucien raconte comment le cynique *Pérégrin* se brûla publiquement aux jeux olympiques. Le philosophe *Demonax* se fit mourir de faim sans perdre sa gaieté. Les vrais philosophes n'ont jamais admis le mépris de la vie pour échapper à des douleurs physiques ou morales. *Socrate*, près de mourir, dit : Il n'est pas juste de se tuer, il faut attendre que Dieu nous envoie cet ordre formel de sortir de la vie. (Cicér. *Tuscul.* lib. 1.) *Cicéron* donne à Scipion l'Africain des sentiments pareils. (Cic. Fragm. de Repub.) *Plutarque* fait parler ainsi *Cléomène*, roi de Lacédémone : Crois-tu donc que ce soit être généreux et homme de cœur que de se faire mourir, ce qui est la chose du monde la plus faible? Et moi, j'estime, au contraire, qu'il n'est pas de plus grande marque d'un cœur faible et d'un courage rampant; car il n'y a personne qui puisse nier que ceux qui viennent à cette extrémité ne se laissent vaincre par leur propre lâcheté. *César*, à ce sujet, dit que ce n'est pas vertu, mais faiblesse, de ne pouvoir supporter les maux de la vie, comme il ne paraît que trop en ce qu'il y a des personnes qui endurent plus volontiers la mort que la douleur. (César, *De bell. gall.* lib. 7.)

Napoléon, étant premier consul, fit, à la suite de deux suicides par amour, qui eurent lieu dans sa garde, l'ordre du jour suivant :

« Le premier consul ordonne qu'il soit mis à l'ordre » du jour de la garde,

» Qu'un soldat doit savoir vaincre la douleur ou la » mélancolie des passions ; qu'il y a autant de vrai » courage à souffrir avec constance les peines de l'âme » qu'à rester fixé sous la mitraille d'une batterie.

» S'abandonner au chagrin sans résister, se tuer pour » s'y soustraire, c'est abandonner le champ de bataille » avant d'avoir vaincu. »

Signé : BONAPARTE.

Saint-Cloud, 22 floréal an X de la république (12 mai 1802).

On a souvent vu les fidèles de la primitive église courir à la mort ou par un zèle ardent pour le martyre, ou par les alarmes de la pudeur. Ainsi sainte Pélagie se précipita d'un toit pour éviter la violence du préfet d'Antioche. (Saint Ambroise en fait l'éloge *De Virginib*. lib. 3.) Sainte *Domnine* et ses deux filles, sainte *Bérénice* et sainte *Prosdoce*, se noyèrent pour se soustraire au danger qui menaçait leur chasteté. Ce fait, qu'on lit dans les Actes des martyrs, a été loué par saint *Chrysostome*. Enfin les exemples mêmes de *Samson* et d'*Eléazar* ne justifient pas les homicides de soi-même, car *Samson* ne pouvait manquer d'être écrasé par la ruine du temple dont il renversait les colonnes, ni *Eléazar* par la chute de l'éléphant auquel il donnait la mort; ni l'un ni l'autre n'avaient le dessein de se faire mourir; ils étaient poussés par l'esprit du Seigneur; ils sacrifiaient leur vie à la victoire. (Macab. lib. 1, c. 6.)

Note (*l*).

Catulle décrit un grand plaisir par tous les symptômes de l'évanouissement.

... nihil est super mi quod loquar amens,
Lingua sed torpet, tenuis sub artus
Flamma dimanat, sonitu suopte
Tinniunt aures, geminâ teguntur lumina nocte.

CATULL. carm. 50.

Note (*m*).

Ovide trouve Niobé heureuse d'être devenue insensible par l'excès de la douleur. *Cicéron* estime, au contraire, que dans les grandes peines le comble du malheur est la privation du sentiment.

On a vu des hommes qui recherchaient la douleur pour goûter la satisfaction de se sentir délivré de ses atteintes. Ce motif engageait *Cardon* à se procurer lui-même des maux très-sensibles.

Note (*n*).

Buffon, notre grand naturaliste, dans son histoire des animaux, s'exprime ainsi : « Dans l'homme le plaisir et la douleur physique ne sont que la moindre partie de ses peines et de ses plaisirs. Son imagination, qui travaille continuellement, fait tout ou plutôt ne fait rien que pour son malheur, car elle ne présente à l'âme que des fantômes vains ou des images exagérées, et la force à s'en occuper, plus agitée par ses illusions qu'elle ne le peut être par des objets réels. L'âme, par sa faculté de juger, de même par son empire, ne compare que ses chimères : elle ne veut plus qu'en second ; elle veut l'impossible. Sa volonté, qu'elle ne détermine plus, lui devient donc à charge. Ses désirs sont des peines, et ses vaines espérances sont tout au plus de faux plaisirs qui disparaissent et s'évanouissent dès que l'âme, reprenant sa place, vient à les juger. Nous nous procurons des peines quand nous cherchons des plaisirs. Nous sommes malheureux chaque fois que nous désirons être plus heureux. Le bonheur est en dedans de nous et nous a été donné; le malheur au contraire est en dehors, et nous l'allons chercher. Pourquoi ne sommes-nous pas convaincus que la jouissance paisible de notre âme est notre seul et vrai bien, que nous pouvons l'augmenter sans risquer de le perdre, et que, moins nous désirons, plus nous possédons, qu'enfin tout ce que nous voulons au delà de ce que la nature peut nous donner est peine et conséquemment douleur, et que rien n'est plaisir que ce qu'elle nous offre? »

J'outre-passerais les bornes que je me suis imposées s'il me fallait citer tout ce qui a rapport au sujet que je viens de traiter. Je crois en avoir dit assez pour que le lecteur puisse se faire une opinion raisonnée sur l'utilité de la douleur.

FIN.

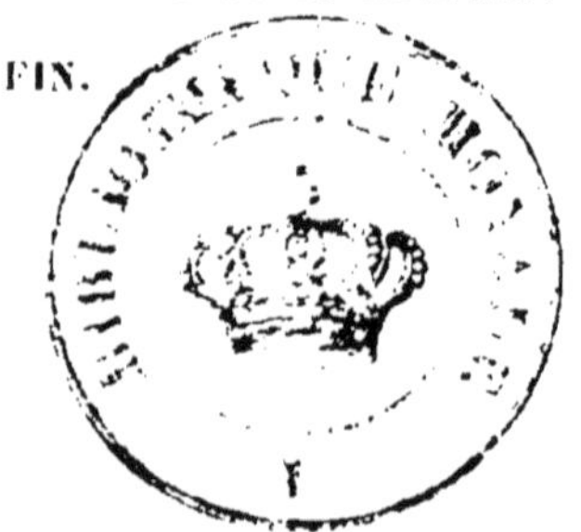

TABLE DES MATIÈRES.

Imp. Dondey-Dupré, rue St-Louis, 46, au Marais.

www.ingramcontent.com/pod-product-compliance
Ingram Content Group UK Ltd.
Pitfield, Milton Keynes, MK11 3LW, UK
UKHW020554180726
13838UKWH00001B/232